VENUS
al rojo vivo,
MARTE
bajo cero

JOHN GRAY

Autor de *Los hombres son de Marte, las mujeres son de Venus*

VENUS
al rojo vivo,
MARTE
bajo cero

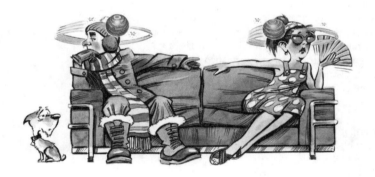

CLAVES PARA AMAR, VIVIR Y SUPERAR
LAS DIFERENCIAS ENTRE ELLOS Y ELLAS

EDICIONES URANO

Argentina - Chile - Colombia - España
Estados Unidos - México - Perú - Uruguay - Venezuela

Título original: *Venus on Fire Mars on Ice*
Editor original: Mind Publishing, Coquitlam, BC, Canada
Traducción: Núria Martí Pérez

1.ª edición Mayo 2011

Copyright © 2010 by Mind Publishing
First published in the United States of America by Mind Publishing Inc., Coquitlam, BC.
All Rights Reserved
© de la traducción by Núria Martí Pérez
© 2011 *by* Ediciones Urano, S. A.
Aribau, 142, pral. – 08036 Barcelona
www.edicionesurano.com

ISBN: 978-84-7953-778-4
E-ISBN: 978-84-9944-041-5
Depósito legal: B-1246-2011

Fotocomposición: Pacmer, S. A.
Impreso por: Rodesa, S. A. – Polígono Industrial San Miguel
Parcelas E7-E8 -31132 Villatuerta (Navarra)

Impreso en España – *Printed in Spain*

AGRADECIMIENTOS

Le doy las gracias a Bonnie, mi mujer, por compartir conmigo el viaje de crear este libro. Durante veinticinco años ha sido una maestra excelente y mi mayor fan. Me ha ayudado a descubrir muchas cosas, y su capacidad para amar me ha inspirado enormemente. Le agradezco el haber ampliado mi capacidad para entender y honrar el punto de vista femenino. Esta perspectiva, además de enriquecer nuestra vida de pareja, me ha proporcionado la base para comprender mejor muchos de los temas de este libro.

También quiero dar las gracias a nuestras tres hijas: Shannon y su marido Jon, Juliet y su marido Dan, y Lauren, por su constante amor y apoyo. Nuestras numerosas conversaciones han enriquecido mi perspectiva sobre lo que significa ser una mujer joven hoy día. El amor que compartimos y los numerosos retos que han tenido que superar me han ayudado a plasmar muchas de las ideas prácticas de este libro. También quiero expresar mi agradecimiento a nuestros nietos, Sophia Rose, Bo Oliver y Bradyn James, por la dicha y la alegría que han traído a nuestra familia.

Agradezco al personal y al equipo con los que cuento, Bonnie Gray, Katie Bushnell, Marci Wynne, Gary Thompson, Renee DeBruin, Susan Burns, Rich Bernstein, Jeff Owens, Dean W. Levin, Elley Coren, Sherrie Nattrass, y Russ y Carol Burns, su constante apoyo e increíbles esfuerzos para organizar y preparar mis conferencias, seminarios, columnas, programas virtuales, televisivos y radiofónicos, así como por crear y distribuir mis productos nutricionales, y por el sitio web MarsVenus.com, la asistencia telefónica AskMarsVenus.com, y los retiros mensuales de Mars Venus Wellness. Me asombra ver cómo un grupo tan pequeño puede hacer tantas cosas.

Quiero dar las gracias en especial a Dean W. Levin por su leal y estratégica profesionalidad en el campo del marketing, ya que supone para mí un apoyo enorme y me permite trasladar mis ideas y conceptos a las empresas activas Mars Venus. Les agradezco a Rich Bernstein, Jim Taylor y Melodie Tucker su ayuda en la creación y continuación de los programas de formación Mars Venus Executive Coaching que se imparten en el mundo entero. Gracias a su continuo apoyo, nuestros profesores de Mars Venus Executive Coaching están teniendo cada vez más éxito. También quiero dar las gracias a Martin y Josie Brown, del equipo editorial de la revista electrónica MarsVenusLiving.com, y a mi hija Lauren Gray, por escribir la brillante columna sobre las relaciones de pareja titulada «Guys Are From Mars, Chicks Are From Venus». Además, quiero dar las gracias a los numerosos orientadores de Martes y Venus por compartir con tanta dedicación estas percepciones con sus clientes. También quiero agradecer a los cientos de personas que han ayudado a nuestro equipo a transmitir este mensaje al mundo.

Por cierto que las ideas de este libro proceden de mis experiencias personales al mantener una relación afectuosa con mi pareja y al ayudar a otros a hacer lo mismo; pero sin los miles de personas que han compartido generosamente conmigo sus descubrimientos, experiencias e investigaciones, no habría sido tan rico en información. Cada página contiene alguna joya de sabiduría que me ha encantado escuchar, y sé que a los lectores también les pasará lo mismo. Para poder reunir estas ideas, un equipo formado por profesionales de la salud y el bienestar, terapeutas matrimoniales, escritores, asesores, investigadores, psicólogos, médicos, enfermeras, pacientes y participantes de seminarios, las ha estado perfeccionando y desarrollando durante treinta años. La mayor parte de las ideas que aparecen en este libro se desarrollaron a lo largo de las reuniones y seminarios especiales celebrados en el Mars Venus Wellness Center en el norte de California durante los últimos ocho años. Les doy las gracias a mis padres, Virginia y David Gray, por todo su amor y apoyo, y a Lucille Brixey, que siempre fue como una segunda madre para mí. Aunque ya no se encuentren entre nosotros, sigo rodeado de su bendito amor y apoyo.

Dedico este libro
con todo mi amor y cariño

a mi mujer, Bonnie Gray,
y a nuestras tres hijas,
Lauren, Juliet y Shannon.
Su amor me ha ayudado a sacar lo mejor de mí,
y a compartir con los demás
lo que hemos aprendido juntos como familia.

PRÓLOGO

DE LA DOCTORA HYLA CASS

La ciencia ha demostrado ahora lo que siempre hemos sabido instintivamente: que la mente y el cuerpo están ligados de manera inseparable. En este nuevo libro John Gray explica cómo las hormonas afectan a nuestra mente y al estado de ánimo, y de qué modo el equilibrio hormonal es fundamental para mantener una buena relación de pareja y ser feliz.

John ha ayudado a millones de parejas a desentrañar sus complicados sentimientos, y ahora, con su sencilla pero ilustradora percepción, explora cómo las diferencias hormonales entre los sexos afectan al modo de interpretar y responder a nuestra pareja y al mundo que nos rodea. Revela por qué las mujeres necesitan una buena provisión de oxitocina, y los hombres de testosterona. Explica el impacto del estrés en el equilibrio hormonal, y cómo las situaciones estresantes de la vida moderna afectan significativamente a nuestra relación de pareja y nuestra salud.

Uno de los dones de John es su capacidad para captar la naturaleza esencial de nuestras diferencias y explicarlas de un modo que podamos comprenderlas, haciéndonos sugerencias y dándonos consejos prácticos que cualquiera puede seguir. Y para ello no necesitas tener un doctorado ni cambiar totalmente de vida. Aunque siempre habrá personas que requieran mayores dosis de atención o un asesoramiento personal, el método de John nos permite a la mayoría mejorar nuestra vida y nuestra relación de pareja de manera sencilla y fácil.

No sólo no podemos separar la mente del cuerpo, sino que no podemos cambiar a uno sin cambiar al otro. Nuestra perspectiva de la vida puede afectar enormemente a nuestra salud emocional y física. A veces un ligero cambio en el modo de pensar puede significar una gran diferencia: entre estar triste o feliz, entre sentir rabia o afinidad, o entre romper una relación o ser capaz de progresar en ella.

En la presente obra, John comparte los elementos esenciales del bienestar, la felicidad y la pasión duradera, y nos revela los secretos de la salud natural y la vitalidad.

ACERCA DE LA DOCTORA HYLA CASS

La doctora Hyla Cass, diplomada en psiquiatría y aclamada innovadora de proyección internacional en el campo de la medicina integrativa, hace hincapié en la aplicación de métodos naturales en la psiquiatría, la salud de las mujeres y los trastornos hormonales. Asidua experta en la radio nacional, televisión y medios impresos nacionales, es también autora de varios libros populares, entre los que destacan *Natural Highs, 8 Weeks to Vibrant Health* y *Supplement Your Prescription*.

ÍNDICE

Apéndices

INTRODUCCIÓN

MARCIANOS Y VENUSIANAS
EN UN UNIVERSO CAMBIANTE

Cuando escribí *Los hombres son de Marte, las mujeres son de Venus* en 1992, mi objetivo era ayudar a hombres y mujeres a comprender sus diferencias básicas. Los dos sexos vienen de mundos prácticamente vecinos y, sin embargo, en muchos sentidos parece que uno sea de una punta del sistema solar y el otro de la otra. No es de extrañar que las venusianas no entiendan a los marcianos, y que los marcianos no entiendan a las venusianas. Los hombres de Marte son un dechado de sentido práctico, mientras que las mujeres de Venus, de sentimientos. Las mujeres quieren que las amen, y los hombres, que los necesiten. Y tanto los hombres como las mujeres aman como quieren que los amen y no como su pareja necesita ser amada.

En *Los hombres son de Marte, las mujeres son de Venus* y en los siguientes libros que escribí, enseñé a las parejas a aceptar sus diferencias, a trabajarlas y celebrarlas. Pero ni una sola vez dije, «y *por eso* somos distintos», porque no podía. En aquellos días ni yo ni ninguna otra persona teníamos los conocimientos para afirmarlo.

¡Pero hoy sí los tenemos! Algunos recientes y fascinantes descubrimientos científicos han demostrado que las diferencias entre los sexos y cómo se relacionan el uno con el otro se basan en la bioquímica y se encuentran en... *nuestras hormonas*. Estas diferencias hormonales no sólo determinan si nos gusta ir de compras o reparar cosas, sino que además revelan las formas únicas en las que cada sexo afronta el estrés. Cuando en nuestro cuerpo se da un desequilibrio hormonal, podemos sufrir tanto enfermedades físicas como mentales. Pero si tenemos un plan para producir las hormonas que necesitamos, descubrimos que tenemos la fuerza y la energía para afrontar los retos de la vida cotidiana. En otras palabras, estos grandes hallazgos nos enseñan cosas que son tremendamente importantes para progresar en el acelerado mundo en que vivimos. *Nos dicen cómo vivir, amar y gozar de una saludable longevidad juntos.*

Esta nueva información no podía haber llegado en mejor momento. En la actualidad, la mayoría de mujeres trabajan todo el día, y cuando vuelven a casa, les espera el turno de las tareas domésticas. Los hombres se las tienen que ver con trabajos que están cambiando rápidamente, cuando no desapareciendo. Las estadísticas revelan que tanto los hombres como las mujeres duermen menos horas, comen menos saludablemente y enferman más que en el pasado. El índice de divorcios sigue siendo elevado, y la cantidad de mujeres sin pareja ha aumentado un cien por cien. La vida moderna es muy dura. Y aún puede serlo más vivir en ella en pareja. Y mientras la vida se vuelve cada vez más dura, me alegro de presentar unas formas sencillas y prácticas de mejorar tus relaciones. A veces nos complicamos la vida demasiado, y no tenemos en cuenta que la simplicidad obra maravillas en nuestras relaciones afectivas.

En este libro te ofrezco la información necesaria y unos simples consejos para que dispongas siempre de una buena provisión de hormonas del bienestar para tus necesidades específicas y las de tu pareja. Te hablaré de las hormonas del estrés, en concreto cómo nos perjudican la salud y complican nuestra capacidad de relacionarnos con el otro sexo. También describiré la importancia de una buena alimentación, un nivel equilibrado de azúcar en la sangre y descansar bien por la noche, y te presentaré algunos nuevos y fascinantes complementos alimentarios que te ayudarán a reponer las hormonas que consumes a lo largo de un día estresante. ¡Y cuando apliques este nuevo conocimiento hormonal a tu relación de pareja, descubrirás que ahora entiendes lo que antes no tenía ningún sentido en tu relación!

Únete a mí para disfrutar de los divertidos episodios y las flaquezas de marcianos y venusianas mientras aprenden a hacer frente a un universo que está cambiando a marchas forzadas. Reúnete conmigo en él para aprender cómo tú y tu pareja podéis usar este nuevo conocimiento sobre la forma en que hombres y mujeres superan el estrés para gozar de una vida longeva llena de amor, felicidad y vitalidad. Para conseguir esto y muchas más cosas no necesitas cambiar totalmente de vida. Todo cuanto tienes que hacer son algunos cambios sutiles y sencillos, y estar dispuesto a ver cómo tu relación de pareja se vuelve mucho más enriquecedora y satisfactoria para ambos de lo que jamás llegaste a imaginar.

1

¿POR QUÉ LAS VENUSIANAS ESTÁN QUE ARDEN Y LOS MARCIANOS SON UN TÉMPANO DE HIELO?

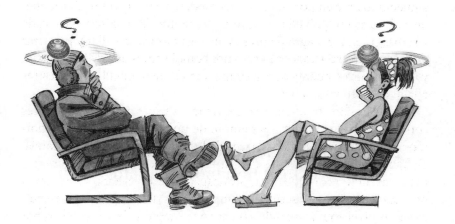

ELLA SE PREGUNTA: ¿POR QUÉ SE MUESTRA TAN FRÍO Y DISTANTE?
ÉL SE DICE: ¿POR QUÉ ESTÁ TAN CABREADA CONMIGO?

Él vuelve a casa después de un día agotador, esperando poner los pies en el taburete y relajarse en su sillón favorito. Está listo para desconectar, leer las noticias o mirar la tele. Por fin, después de un día resolviendo problemas en el trabajo, puede olvidarse de las frustraciones de la jornada. Lo último que quiere es vérselas con otro problema. Está deseando tener un ratito de tranquilidad. Quiere relajarse y olvidarse de sus responsabilidades.

Ella se pregunta: «¿Qué le pasa? ¿Por qué me ignora? ¿No debería contarme cómo le ha ido el día o preguntarme cómo me han ido a mí las cosas? ¿Es que no puede echarme una mano en la casa antes de dejarse caer en el sillón? ¿Me ha visto incluso?» En su mente las dudas no hacen más que aumentar. «¿Por qué no quiere hablar conmigo? ¿Por qué cuando vuelve a casa no participa de la vida familiar? ¿Por qué no se abre y comparte sus sentimientos conmigo? ¿Pasa olímpicamente de mí? ¿Qué se ha hecho del hombre con el que me casé? ¿Ya no me ama?»

Ella se pregunta: «¿Por qué se muestra tan frío y distante?» (*El marciano es un témpano de hielo.*)

Él se pregunta: «¿Por qué está tan cabreada conmigo?» (*La venusiana está que arde.*)

¿Te resulta familiar esta escena? Pues si los hombres son de Marte y las mujeres de Venus, al final del día o al cabo de varios años de matrimonio, las venusianas con frecuencia están que arden y los marcianos son un témpano de hielo. Y hasta hace poco no teníamos conocimientos científicos para entender por qué es así.

Las hormonas de las que están que arden y de los témpanos de hielo

Estas actitudes tan diametralmente opuestas —estar que arden las mujeres y ser un témpano de hielo los hombres— se dan de verdad. Las mujeres y los hombres no son distintos por la educación que han recibido de pequeños o por la distinta visión que tienen del mundo, aunque ambas cosas puedan ayudar a ello, sino porque hormonalmente el cuerpo masculino es totalmente distinto del cuerpo femenino. La constitución bioquímica de cada sexo no es la misma. Llevamos muchos años sabiéndolo en líneas generales. Pero sólo hace poco que hemos adquirido el conocimiento científico que nos permite establecer con exactitud cuáles son las hormonas que más influyen en el éxito y el fracaso de las relaciones de pareja. Comprender las diferencias hormonales relativas a los sexos nos da una nueva perspectiva revolucionaria, no sólo para mejorar nuestra relación cotidiana con nuestra pareja, sino también para crear una vida en común sana y feliz.

Las últimas investigaciones han revelado que las mujeres hacen frente al estrés liberando una hormona llamada oxitocina, y los hombres secretando testosterona. La oxitocina se libera en situaciones que implican seguridad, cooperación, cuidado, atención a otros y apoyo. La testosterona, por el contrario, se libera en situaciones de emergencia que requieren una respuesta rápida, sacrificarse por una noble causa y resolución de problemas. Esta diferencia hormonal nos ayuda a ver claramente por qué tan a menudo los hombres no «entienden» a las mujeres, y viceversa. Es porque ambos sexos tienen necesidades bioquímicas muy distintas a la hora de enfrentarse al estrés: ya sea al alto nivel de estrés de una pérdida o de un revés importante, o al bajo nivel de estrés de consultar la lista de tareas por hacer.

	La testosterona se libera	La oxitocina se libera
1	En urgencias y emergencias	En situaciones de seguridad y cooperación
2	Si hay que sacrificarse por una noble causa	Cuando hay que cuidar y atender a otros
3	Para la resolución de problemas	En actividades maternales

Es un descubrimiento innovador para la ciencia que está surgiendo de una mejor comprensión de cada sexo. Merece nuestra atención porque ayuda tanto a los hombres como a las mujeres a ir por el buen camino cuando intentan superar los altibajos de la vida cotidiana. Y lo más importante es que nos ayuda a entender al sexo contrario y a ver las formas tan distintas en que hombres y mujeres hacen frente al estrés.

Para ver las cosas con mayor claridad, ahondaremos más en este fascinante descubrimiento hormonal. Comprender los distintos efectos que la oxitocina y la testosterona produce en las mujeres y en los hombres es el primer paso para hacer los cambios sutiles en la conducta y la alimentación de los que hablaré en el resto del libro.

El estrés disminuye en los hombres al aumentar el nivel de testosterona, y en las mujeres al aumentar el nivel de oxitocina.

Empecemos por los hombres. Cuando a un hombre le sube el nivel hormonal de testosterona, su estrés disminuye. Pero en las mujeres es distinto. A ellas la testosterona les gusta porque les produce una sensación de poder y competencia y las hace sentirse sexis, pero no les reduce el nivel de estrés. Un nivel demasiado alto de testosterona puede hacer que una mujer sea agresiva e impulsiva, e incluso aumentar su grado de estrés.

Los hombres hacen frente al estrés resolviendo situaciones que les permiten liberar testosterona o reponer esta hormona. Solucionar problemas estimula la liberación de testosterona, por eso a los hombres les encanta reparar la tostadora o cambiar el aceite del coche. Mientras actúan, se sienten competentes y poderosos. Pero al cabo de poco necesitan relajarse y recuperar fuerzas, porque descansar o divertirse les permite reponer sus reservas de testosterona. Si eliminamos cualquier mitad del ciclo, nos encontraremos con un hombre estresado que seguramente no funcione demasiado bien.

Veamos ahora el caso de las mujeres. Cuando a una mujer le sube el nivel de oxitocina, su grado de estrés baja. Pero en los hombres no

El ciclo de actividad y descanso ayuda a los hombres a hacer frente al estrés.

es así. Les gusta la oxitocina, esta hormona aumenta su inclinación hacia la confianza, la empatía y la generosidad, pero les provoca el mismo efecto que la testosterona en las mujeres. La oxitocina no les reduce el estrés. Al contrario, incluso puede aumentarlo. Es decir, cuando un hombre tiene un nivel demasiado alto de oxitocina, esta hormona puede provocarle somnolencia y reducir significativamente su nivel de testosterona.

Las mujeres hacen frente al estrés implicándose en situaciones que estimulan la liberación de oxitocina y facilitan la reposición de esta

El ciclo de dar apoyo y recibirlo ayuda a las mujeres a hacer frente al estrés.

hormona. Cuando una mujer cuida de los demás, libera oxitocina y su estrés disminuye. Y cuando recibe apoyo, su nivel de oxitocina se repone. Este ciclo de dar apoyo, recibirlo y volver a darlo, rige la vida de una mujer que capea con éxito el estrés. Si se la priva de una parte de este ciclo, la mujer siente que está dando demasiado de sí misma.

Al hablar de estas hormonas de efectos relajantes, es importante recordar que ambos sexos usan la testosterona y la oxitocina y se benefician de estas sustancias bioquímicas. Pero los hombres y las mujeres son muy distintos en cuanto a las hormonas que necesitan y a la eficacia con la que las producen y almacenan.

En el caso de la testosterona, por ejemplo, aunque esta hormona sea beneficiosa para las mujeres, es mucho más importante para los hombres. Sin ella, a un hombre se le dispara rápidamente el nivel de estrés. Piensa en el pobre tipo que va a un centro comercial con su mujer. Cuando ella va de compras, él no tiene ningún problema que resolver. Ni tampoco ninguna meta, y las compras se le hacen eternas. Sin un problema que resolver ni una meta que alcanzar, se siente hecho polvo y frustrado, y al poco tiempo tiene el ánimo por los suelos. No está produciendo testosterona y debe fabricar mucha y rápido, porque no necesita 10 veces más testosterona que una mujer, sino 30 veces más. Por este motivo, damas, la silla más cercana parece atraerle como un imán y cuesta tanto hacerle despegar el culo de ella. Tu hombre anda bajo de testosterona, ¡se está quedando sin una gota! Y necesita muchísima más que tú.

En cuanto a la oxitocina, esta hormona es beneficiosa para los hombres, pero es mucho más importante para las mujeres. No es una cuestión de cantidad, ya que ambos sexos tienen niveles parecidos de oxitocina, pero las mujeres la consumen más deprisa que los hombres, sobre todo cuando están estresadas. Hoy en día uno de los mayores problemas de las mujeres es que no disponen de oportunidades para reponer sus niveles de oxitocina recibiendo apoyo y acogida. Te-

Los hombres para recuperarse del estrés necesitan producir 30 veces más testosterona que las mujeres.

ner tiempo para recibir apoyo es uno de los mayores problemas de las mujeres actuales. Cuando están estresadas, lo último que quieren es hacer un hueco en su agenda para recibir apoyo. Esto es cada vez más común porque hasta ahora no conocían el papel que desempeña la oxitocina en su bienestar. Pero con este nuevo conocimiento de la dinámica hormonal en su vida, cualquier mujer puede cambiar de estar siempre dando a los demás, a tomarse el tiempo que necesita para recibir apoyo.

Compaginar el trabajo con la vida familiar

En los tiempos en que los hombres eran los que ganaban los garbanzos y las mujeres las que se quedaban en casa criando a los hijos, las cosas eran más claras hormonalmente hablando. En el llamado hogar ideal del pasado, los hombres sabían que podían relajarse al volver a casa por la noche. Como las mujeres tenían un montón de tiempo para crear un hogar acogedor, no esperaban gran cosa más de los hombres salvo que fueran unos caballeros y mantuvieran a la familia. En este arreglo tradicional, ambos sexos tenían más oportunidades para reponer sus niveles hormonales que en la actualidad.

Hoy, en cambio, compaginar las tareas del hogar y la vida familiar con el trabajo y la vida personal es uno de los mayores retos de la mayoría de las mujeres y de los hombres que las aman. Cada día, cuando una mujer acaba su jornada laboral, le espera otra al volver a casa. Tanto si trabaja porque le gusta o por necesidad, apenas tiene tiempo para relajarse y capear el estrés. Por la noche, al salir del trabajo, casi le da miedo abrir la puerta de su casa porque le esperan un montón de responsabilidades y sabe que no tiene tiempo para «cumplir con todas».

Para muchas mujeres, compaginar el trabajo con los retos continuos de la vida familiar es muy frustrante porque sigue siendo algo imposible de alcanzar. Muchas me comentan que ganar un sueldo y ayudar económicamente a su familia es estupendo, pero añaden: «¡Haría lo que fuera por una buena noche de sueño reparador!» Y por disfrutar de una velada romántica con su marido. Y por que la ayudasen a lavar los platos. Sé que en la actualidad muchas mujeres llevan una vida desequilibrada y de lo más estresante.

Ahora que las mujeres trabajan, ha aumentado el estrés en el hogar.

Las investigaciones objetivas me respaldan en ello. El cortisol es la principal hormona del estrés, y los estudios que miden los niveles de cortisol en ambos sexos revelan que las mujeres que trabajan tienen el doble de estrés que los hombres. Y cuando ellas vuelven a casa, su nivel de estrés aumenta todavía más. Los hombres, en cambio, al llegar a casa se sientan en el sillón y miran las noticias de la tele, con lo que sus niveles de cortisol, que eran más bajos que los de ellas, descienden aún más. El mundo de los hombres no ha cambiado demasiado con la mayor presencia de mujeres en la población activa. Pero el de las mujeres lo ha hecho totalmente. Y esto ha llevado a lo que es quizá la diferencia más importante entre los hombres actuales si los comparamos, por ejemplo, con los de 1960. El marido de hoy tiene una esposa con una lista de quejas y necesidades que su padre nunca habría imaginado.

En el pasado, las mujeres eran más felices que los hombres de forma perceptible, pero ya no es así. En los últimos veinte años apenas ha cambiado el nivel de felicidad de los hombres; sin embargo, las encuestas psicológicas revelan que el nivel medio de felicidad de las mujeres ha caído en picado. En mi calidad de hombre que lleva casado casi veinticinco años, sé que la infelicidad de las mujeres afectará negativamente a los niveles de felicidad de los hombres, y pronto. Hay un dicho que reza: «Cuando mamá no es feliz, nadie es feliz». Y según mi propia experiencia, así es. Cuando las mujeres sufren, todo el mundo sufre.

Cuando los niveles de estrés son moderados y se llevan bien, tanto los hombres como las mujeres pueden dar lo mejor de sí mismos. Son afectuosos y cordiales, y se muestran generosos y agradecidos con su pareja. Pero a medida que el estrés aumenta, cambian, y el cambio se expresa de formas importantes. Las mujeres se sienten agobiadas con el exceso de tareas por hacer, y los hombres o bien se retraen pensando en los problemas en el trabajo, o bien se quedan dormidos en el sofá. Cuando la vida familiar deja de ofrecer remedios para el estrés, las mujeres están que arden, y los hombres se vuelven un témpano de hielo.

En los tests que miden la felicidad, las mujeres sacan una puntuación más baja que los hombres.

Para entender nuestras diferencias

Creo que el mayor conocimiento que tenemos actualmente de las influencias hormonales nos será muy útil. Aprender acerca de la testosterona y la oxitocina, y los distintos efectos que producen en ambos sexos, nos ofrece grandes esperanzas de encontrar paz y satisfacción mutua en nuestra relación de pareja. Es importantísimo incorporar este nuevo conocimiento a nuestra vida, ya que si los que tenemos pareja no entendemos nuestras distintas necesidades cuando reaccionamos ante las situaciones estresantes de la vida, nuestra tensión y desilusión no hará más que aumentar. Si no entendemos a nuestra pareja a este nivel bioquímico básico, nos sentiremos cada vez más frustrados, decepcionados y preocupados. Es mejor que entendamos con claridad y precisión los papeles que desempeñan la testosterona y la oxitocina y cómo pueden ayudarnos a entender al sexo opuesto. Vamos a analizar algunas preguntas comunes y las nuevas respuestas:

1. **Pregunta:** Las mujeres suelen preguntar: *«¿Cómo puede quedarse sentado tan pancho en el sillón mirando la tele cuando la casa está hecha un desastre?»*

   Respuesta: Un hombre quiere sentarse en el sofá o el sillón después de un día estresante porque al relajar la musculatura y desconectar de los problemas y las obligaciones del día repone sus niveles de testosterona. Quizá no advierta que la casa está hecha un desastre o, si lo hace, no quiere preocuparse por ello. Sus prioridades son otras.

2. **Pregunta:** Los hombres suelen preguntar: *«¿Por qué mi mujer siempre quiere hablar de cómo le ha ido el día? Incluso peor aún, ¿por qué me pregunta cómo me han ido a mí las cosas?»*

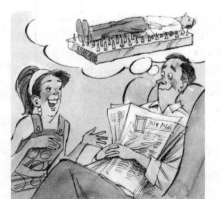

   Respuesta: Una mujer desea participar en actividades de atención a los otros para reponer sus niveles de oxitocina y relajarse. Por eso quiere que su compañero le hable de cómo le ha ido el día. Cuando él escucha con cariño lo que ella le cuenta que ha hecho, también la ayuda a reponer sus niveles de oxitocina.

3. **Pregunta:** Las mujeres suelen preguntar: *«¿Por qué le gusta tanto mirar la tele? ¿Por qué prefiere ver la tele antes que estar conmigo? ¿Y por qué insiste en que compremos una mucho más grande?»*

Respuesta: Los estudios han revelado que cuando un hombre se relaja mirando la tele, su nivel de testosterona sube y se repone, y su nivel de estrés baja. En cuanto a la segunda parte de la pregunta, yo diría que el tamaño sí importa. Una tele pequeña es sinónimo de poca testosterona. Y una tele enorme... bueno, ¡ya puedes imaginarte a lo que equivale!

4. Pregunta: Los hombres suelen preguntar: «*¿Por qué ella se enfada por todo? ¿Por qué no se relaja? La mayoría de las cosas de las que habla no me parecen nada del otro mundo, ¿por qué para ella es tan importante hacerlo?*»

Respuesta: Para ella sí son importantes. Cuando una mujer está medianamente estresada, la parte emocional de su cerebro reacciona con mucha más intensidad. Hablar de sus emociones la ayuda a sentirse vista, escuchada, entendida y amada. De este modo puede reponer sus niveles de oxitocina, la hormona que la relaja.

5. Pregunta: Las mujeres suelen preguntar: «*¿Por qué él siempre deja las cosas para el último momento? Siempre espera hasta el último minuto para hacer las maletas, planear nuestras veladas románticas y comprar los regalos, y no lava los platos hasta que hay una montaña en la pila*».

Respuesta: Cuando un hombre lo deja todo para el último momento, es porque por naturaleza le gusta que la presión se vaya acumulando hasta que sea peligroso esperar más. Recuerda que lo que estimula la liberación de testosterona es la sensación de riesgo y la necesidad de resolver problemas. Esto, a su vez, reduce su nivel de estrés y le da una inyección de energía, o le motiva para realizar la tarea.

6. Pregunta: Los hombres suelen preguntar: «*¿Por qué ella siempre está haciendo planes? Creo que se preocupa demasiado. ¿Por qué no puede relajarse y dejar de querer hacer tantas cosas?*»

Respuesta: Cuando una mujer se preocupa por los demás y lo demuestra planeando cosas para ellos, es un acto de amor que libera oxitocina. Un hombre lleva encima lo esencial, la cartera y el peine, en cambio una mujer carga con un gran bolso con todo lo que ella, o cualquier otra persona (miembros de la familia, amigas, compañeras de trabajo) puedan necesitar. Planearlo todo de antemano es en las venusianas un acto de amor y consideración que libera oxitocina y las ayuda a sobrellevar el estrés.

7. Pregunta: Las mujeres suelen preguntar: «*¿Qué se ha hecho del hombre tan romántico que conocí? Al principio me invitaba a cenar fuera, me halagaba y se mostraba muy cariñoso. Pero ahora sólo me toca cuando quiere hacer el amor*».

Respuesta: Al principio de vuestra relación, él estaba resolviendo un problema: ¡intentaba que le amaras! Enfrentarse a este «problema» le hacía liberar testosterona, le bajaba el nivel de estrés y le daba un montón de energía romántica. Pero ahora que ya estáis casados, tiene otros problemas que resolver, como pagar la hipoteca. El romanticismo ya no le hace liberar el montón de testosterona que le reducía el estrés; ahora lo que lo hace es verse como un buen proveedor para su familia.

8. Pregunta: Los hombres suelen preguntar: «*¿Por qué me las hace pasar negras para tener una vida sexual? Ella se queja de que no soy lo suficientemente cariñoso y que en nuestra relación no hay suficiente romanticismo o intimidad*».

Respuesta: A las mujeres les gusta tanto el sexo como a los hombres. Es la oxitocina la que a veces hace que al hombre le parezca que debe rellenar una serie de papeles y estar oficialmente precalificado para tener relaciones íntimas con ella. Cuando una mujer tiene un nivel bajo de oxitocina, su libido disminuye y su estrés aumenta. Pero si su nivel de oxitocina es alto, quizá por los relajantes efectos de las muestras de amor y atención de su pareja, su respuesta sexual puede ser muy intensa. ¡Las palabras cariñosas y los detalles cuentan mucho! Más adelante describiré formas fáciles y prácticas para los hombres de estimular altos niveles de oxitocina en las mujeres que aman. Como verás, es un nuevo método que con tu ayuda puede obrar maravillas para renovar tu vida amorosa.

Estos nuevos conocimientos sobre los efectos de las hormonas capaces de reducir nuestro estrés, nos permiten responder a todas las viejas preguntas que las mujeres y los hombres se han estado haciendo mutuamente durante generaciones. Unas respuestas que explican las cosas en lugar de poner excusas y que nos ayudan a entender una situación en vez de lanzar las manos al aire desesperados. Esta información no aparece en la mayoría de libros sobre las relaciones de pareja, porque la mayor parte no se conocía o no se había demostrado hasta hace muy poco.

Esta oportunidad de llegar a un mejor conocimiento mutuo en nuestra relación de pareja no tiene precedentes. Piensa en ello: al adquirir un nuevo conocimiento de cómo somos los hombres y las mujeres, no sacaremos conclusiones (falsas) precipitadamente. Ni echaremos la culpa a nuestra pareja cuando las cosas nos salgan mal, porque sabremos que la mayoría de conflictos vienen de las diferencias bioquímicas básicas entre nosotros y, al entenderlas, podremos «resolverlos». En lugar de sentirnos confundidos o impotentes, podemos empezar a expresar una nueva forma de interactuar y relacionarnos. ¡Qué excitante! Ahora que sabemos por qué las venusianas están que arden y los marcianos son un témpano de hielo, podremos cerciorarnos de que nuestra pareja, a la que amamos más que a nada en el mundo, reciba todo cuanto necesita sin tener que sacrificar nunca lo que nosotros queremos y necesitamos. Para alcanzar este equilibrio debemos entender al otro sexo de una forma nueva y positiva.

La colisión de los amantes

En muchas relaciones afectivas que antes eran estupendas, el hombre deja de intentar satisfacer a su pareja y se distancia de ella. La mujer también se siente insatisfecha por la falta de comprensión masculina y deja de confiar en su marido. Él se vuelve más pasivo. Ella se vuelve más exigente. Por más que lo intenten, esta pareja no consigue recuperar el tranquilo y generoso ambiente de amor y felicidad que reinaba entre ellos cuando empezaron a vivir juntos.

Sería fabuloso si pudiera decirte que la solución está en entender la diferencia entre el fuego y el hielo. Pero por desgracia no puedo hacerlo, porque la triste realidad es que no basta sólo con la información científica que tenemos. Además de este nuevo conocimiento, es necesario adoptar una actitud positiva. Cuando tenemos una visión negativa de las diferencias entre hombres y mujeres, éstas se vuelven una fuerza capaz de separar a los planetas. Pero cuando las venusianas y los marcianos ven sus diferencias con buenos ojos, los dos planetas son capaces de orbitar más cerca el uno del otro con más armonía.

Marte y Venus pueden colisionar, pero también pueden crecer en un amor y una empatía más profundos.

Por supuesto habrá colisiones, siempre las ha habido. Pero en lugar de ver estos topetazos planetarios como la peste en nuestra relación, podemos considerarlos oportunidades para aprender más de cada uno de nosotros y saber perdonarnos. De este modo nos unimos más en vez de distanciarnos. Reconocer y recordar que se supone que somos distintos nos ayuda a ablandar nuestro corazón para que el amor nos una. Así, una relación se vuelve perfecta para nosotros a medida que aprendemos, día a día, a amar y a aceptar las inclinaciones naturales del otro sin verlas como imperfecciones.

Entender cómo y por qué nuestra pareja responde de este modo nos ayuda a mejorar cualquier relación, independientemente de la edad que tengamos o de la etapa en la que estemos. Saber cómo los hombres y las mujeres hacen frente al estrés a un nivel físico y hormonal nos ayuda a no perder las esperanzas, o mejor aún, a no sentirnos dolidos por las acciones y reacciones de nuestra pareja.

A medida que nuestro conocimiento mutuo aumenta, vemos que podemos elegir sacar lo mejor o lo peor de nuestra pareja. Descubrimos que entenderla mejor nos abre el corazón y nos libera de la tendencia de juzgar a los demás.

Muchas veces suponemos cosas de nuestra pareja que aumentan nuestro descontento y nos impiden expresar el amor que anida en nuestro corazón. La siguiente historia que me contó un amigo ilustra el poder transformador de entender mejor al sexo opuesto y de ver las cosas desde otro ángulo. La compartiré tal como me la contó.

«Un día, al volver a casa descubrí un coche aparcado cerca de la entrada de mi hogar, en mi lugar preferido. Mi primera reacción fue de irritación, porque aunque aquel coche estuviera aparcado en la calle, el hueco era como si me perteneciera. ¡Siempre aparcaba en él! Y ahora tendría que aparcar el coche más lejos y cargar con mis cosas. Durante varias horas me estuve preguntando quién me había quitado el sitio, refunfuñando y diciéndole a mi mujer lo desconsiderada que era aquella persona, y mirando varias veces por la ventana para comprobar si el coche seguía allí. Al final, incluso salí a la calle para verlo de cerca.

»De pronto un hombre salió de la casa de enfrente y se dirigió hacia el coche que me había quitado el sitio. Enseguida vi que tenía un problema físico, porque no andaba bien y seguramente le producía dolor hacerlo. Mientras me daba cuenta de la situación, él me sonrió y saludó. En aquel momento de com-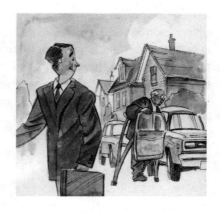prensión mi enfado se esfumó y me encontré lleno de compasión e interés por él. Ya no me importaba que mi vecino hubiera aparcado en "mi" sitio, me imaginé lo contento que debía de haberse sentido al encontrar un hueco para aparcar cerca de su casa. "¡Qué difícil debía de ser su vida comparada con la mía!", pensé. Quería saber más cosas de él, conocerlo, incluso ayudarle en mayor medida.

»En aquel momento comprendí que había caído fácilmente en el error de sacar una conclusión negativa en lugar de imaginar que el coche estaba aparcado en mi hueco por una buena razón. En vez de ponerme en el pellejo del otro y reaccionar con una actitud abierta y positiva, me había cabreado. Todos llevamos a cuestas alguna cruz de una clase u otra, aunque no se vea a simple vista. No debemos olvidarnos de ser amables, pacientes y comprensivos con los demás, porque no sabemos con lo que cargan.»

Me encanta esta historia porque ilustra la rapidez con la que nuestros juicios, resentimientos e inclinación al rechazo pueden esfumarse cuando entendemos la situación de otra manera, cuando nos ponemos en el lugar de otra persona. Espero que el día que tu pareja aparque en un hueco en el que a ti te repatea, uses tus flamantes conocimientos para ver el mundo con sus ojos y sus hormonas, y que tú también tengas una epifanía que te lleve a sentir más compasión y amor. Espero que tú y tu pareja uséis este libro para reunir la información necesaria a fin de liberaros del pasado, abrir vuestros corazones y daros otra oportunidad, no una o dos veces, sino una y otra vez.

En el capítulo 2 hablaré de cómo hormonas del estrés, como el cortisol, afectan a nuestra salud, algunas veces para bien, pero la mayoría, para mal. También veremos cómo la testosterona y la oxitocina, las hormonas que nos relajan, están creando una revolución en la salud hormonal de los que prestan atención a esta clase de investigaciones. Como leerás más adelante, cada vez más médicos, investigadores de la salud, profesores y otros profesionales señalan que para ser más felices y estar más sanos sólo tenemos que hacer que nuestro cuerpo disponga más fácilmente de las hormonas beneficiosas y de las sustancias químicas del cerebro que combaten el estrés. Todo esto está a tu alcance si haces simplemente unos cambios sutiles en cómo alimentas tu cuerpo y te relacionas con los seres queridos. Si sigues leyendo, tu vida y tu relación de pareja cambiarán para mejor.

2

LAS VENUSIANAS Y LOS MARCIANOS ESTÁN ESTRESADOS

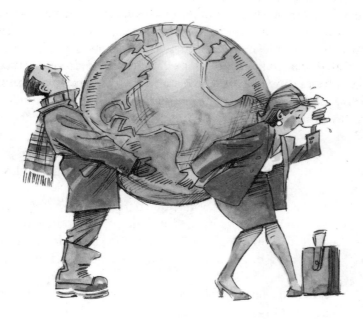

TANTO LOS HOMBRES COMO LAS MUJERES
SUFREN NIVELES INAUDITOS DE ESTRÉS.

No existen las llamadas hormonas malas. Tu lado adolescente quizá discrepe de ello, pero es cierto. Todas las sustancias hormonales que el cuerpo crea sirven para algo positivo mientras dispongamos de ellas en el momento oportuno y en la cantidad correcta.

El secreto está en el equilibrio. Si andas corto de hormonas, tendrás una serie de problemas o trastornos. Y si produces más de la cuenta, la lista de efectos negativos será igual de larga, aunque distinta. Con todo, si tuviera que citar la hormona que más nos perjudica en la vida moderna sería el cortisol, la hormona del estrés.

Pero nuestros antepasados disentirían totalmente de ello. Después de todo, dirían, ¿no fue el cortisol el que ayudó a los trogloditas de la cueva de al lado a librarse del oso que los perseguía? ¿El que dio la fuerza a su tía para sacar al niño que se ahogaba en un río embravecido?

Es verdad. El cortisol nos salva la vida. Es el que da coraje a los bomberos para meterse en un edificio en llamas y salir de él sanos y salvos. Es el que hace que un mochilero suba a la cima de una montaña en un tiempo récord mientras los relámpagos zigzaguean en el cielo. También es el que nos ayuda a hacer frente a una entrevista de trabajo decisiva, a una fecha tope despiadada, o a la intervención quirúrgica de urgencia de un ser querido. Cuando el nivel de cortisol sube, el cuerpo es capaz de reaccionar con presteza al peligro. Y cuando el peligro desaparece —el oso se larga, la tormenta amaina, la cirugía ha ido bien—, el nivel de cortisol baja. La energía que usamos en las situaciones estresantes consume el cortisol liberado por las glándulas suprarrenales.

Al menos así es como se supone que debe ocurrir. Nuestro cuerpo está hecho para liberar breves torrentes de cortisol inducidos por el estrés. Cuando el peligro desaparece y nos relajamos, los niveles de cortisol deberían bajar. Nuestro cuerpo no está hecho para un alto y prolongado nivel de cortisol.

Por eso digo que el cortisol es lo más parecido que hay a una hormona mala. Cuando el alto nivel de cortisol se prolonga demasiado, puede tener efectos perniciosos en el cuerpo. El cortisol nos hace envejecer prematuramente, juega con nuestras emociones, y está ligado a muchas enfermedades que pueden ser mortales.

Es evidente que controlar la producción de cortisol es muy importante para nosotros. Y la buena noticia es que es posible hacerlo. En este capítulo hablaré de varias formas muy poderosas de evitar que el cortisol, la hormona del estrés, nos agobie. Sí, hay algunas cosas que podemos hacer para proteger nuestro cuerpo y nuestra relación de pareja de los efectos negativos de esta poderosa sustancia.

El estrés y la hormona cortisol

Vamos a analizar primero qué es el estrés. En general, cuando utilizamos la palabra estrés nos estamos refiriendo a circunstancias exteriores a nosotros que nos incomodan o sobre las que tenemos muy poco control. Hoy en día lo más probable es que signifique atascos de tráfico, llamadas telefónicas por devolver, facturas que se deberían haber pagado o una conexión de avión perdida. Si le añadimos a la lista problemas interpersonales como encontrar a alguien con quien salir el sábado por la noche, tratar un tema difícil con la pareja o pedirle al jefe un aumento de sueldo, te darás cuenta de que evaluar el estrés es algo muy personal y muy subjetivo. Pero en el cuerpo hay una medida objetiva para medirlo: *el nivel de cortisol.*

En respuesta a las situaciones estresantes, las glándulas suprarrenales liberan la hormona cortisol en la cantidad que la situación requiera. Cuando nuestra respuesta a la situación estresante es moderada, los niveles de cortisol suben ligeramente. Y cuando es intensa, los niveles de cortisol se disparan. Podemos sentir la producción excesiva de cortisol en forma de ansiedad o tensión, pero también es posible que no sintamos nada. Sin embargo, cuando el nivel de cortisol se vuelve crónicamente elevado, se produce un daño para la salud.

Hay otros factores que tener en cuenta sobre el estrés. En primer lugar, cada uno lo vivimos de una forma distinta. Lo que a ti te estresa puede que a otro apenas le haga reaccionar. En segundo lugar, el estrés es inevitable. Forma parte de la vida. Por eso nuestra misión, si queremos ser felices y estar sanos, no es intentar que el estrés desaparezca de nuestra vida, porque no lo hará. Ni tampoco esperar que alguien invente un test que nos diga cuándo tenemos un nivel demasiado alto de cortisol, o un antídoto para esta hormona que al tomarlo la neutralice. No, nuestra misión es cambiar nuestra reacción ante el estrés.

Saber manejar el estrés depende más de cambiar nuestra actitud ante él que de intentar evitar situaciones estresantes.

Aunque del dicho al hecho hay mucho trecho. Los dados están cargados y llevamos las de perder. Pensemos durante unos momentos cómo transcurre nuestra vida. Somos sedentarios. Muchos nos enfrentamos al estrés en el escritorio, en un lugar de trabajo donde tenemos muy poco control sobre lo que nos preocupa. Tal vez nos evadamos de nuestros problemas dejando las cosas para más tarde, pero hace mucho que no tenemos la oportunidad de huir. Nuestro cuerpo, encerrado en la oficina, está repleto de cortisol sin eliminar. Y siempre surgen nuevas situaciones estresantes.

Esto no supondría ningún problema si las glándulas suprarrenales pudieran activar y desactivar a voluntad la producción de cortisol. Pero sólo ven el peligro y la necesidad de producirlo para responder a él. No hay nada que les diga a las glándulas suprarrenales: «No os preocupéis. Ya podéis dejar de producir cortisol, ya tengo de sobras». ¿El resultado? Unas glándulas suprarrenales sobrecargadas que producen demasiado cortisol y demasiadas pocas hormonas antiestrés de las que cada sexo necesita: testosterona para los hombres y oxitocina para las mujeres.

En otras palabras: en nuestro estilo de vida moderno lleno de situaciones estresantes importantes y triviales, las glándulas suprarrenales trabajan más de la cuenta. La continua y cada vez mayor demanda de cortisol tiene dos consecuencias negativas. Las glándulas suprarrenales se agotan y no pueden producir cortisol con la misma eficacia de antes. Y, lo más importante, la continua demanda del cuerpo de cortisol significa que esta pequeña fábrica de hormonas deja prácticamente de producir sus otras líneas de productos. Hablaré de ello enseguida, pero primero...

En resumen: Cuando estamos estresados mientras nos encontramos ante el escritorio o conduciendo, pueden sucedernos tres cosas:

1	Liberamos cortisol, y no lo consumimos echando a correr para alejarnos del peligro.
2	Liberamos cortisol, y el alto nivel de esta hormona no baja porque seguimos enfrentándonos o dándole vueltas a problemas de los que no podemos huir de inmediato.
3	Al final liberamos menos cortisol porque las glándulas suprarrenales están agotadas.

Estas tres respuestas producen varias consecuencias indeseables y poco sanas. Desencadenan una cascada de reacciones que son responsables de casi todos los problemas de salud que tenemos hoy en día.

¿Andas bajo de hormonas?

El resumen anterior establece la base para entender algo que parece imposible pero que no lo es: hoy tanto los hombres como las mujeres tienen deficiencia de hormonas. Muy pocos de nosotros disponemos de las hormonas que necesitamos en el momento en que las necesitamos. ¡Porque ya no nos quedan más! Los estantes están vacíos. Hemos agotado nuestras reservas. ¿Es porque nos hacemos mayores? No, unos bajos niveles hormonales no tienen nada que ver con la edad, pero sí que nos hacen envejecer prematuramente.

La causa principal de la deficiencia hormonal es el alto nivel de cortisol que se prolonga más de la cuenta. El cortisol es el que impide la producción de otras hormonas que nuestro cuerpo necesita. ¿Por qué? La ciencia por fin tiene una respuesta para los millones de personas que se han hecho esta pregunta. Es la siguiente: cuando las glándulas suprarrenales liberan cortisol, el cuerpo deja de producir otras hormonas saludables, entre ellas la testosterona en los hombres y la oxitocina en las mujeres, las hormonas que nos relajan.

Cuando el cuerpo está estresado, deja de producir las hormonas del bienestar que nos mantienen sanos y felices.

Por eso es tan importante encontrar el modo de reducir el estrés. El estrés estimula la producción de cortisol y hace trabajar en exceso las glándulas suprarrenales. Al reducir los niveles de cortisol y apoyar las glándulas suprarrenales, el cuerpo vuelve a producir hormonas saludables en abundancia. Es así de sencillo.

Este nuevo conocimiento me ha permitido en los últimos diez años ayudar personalmente a miles de personas a volver a producir una buena cantidad de hormonas saludables, a veces al cabo de semanas o incluso de días. Hablaré de ello más adelante, después de explicar por qué la Madre Naturaleza ha creado un sistema bioquímico que nos permite vivir con una deficiencia hormonal.

Por qué la fuente hormonal se seca

La causa está en la supervivencia. Bajo los porqués y los cómos de nuestro proceso biológico se esconde un poderoso instinto: la continuidad de la especie. En condiciones normales, el cuerpo fabrica una abundante provisión de las hormonas más importantes para la supervivencia, como la testosterona, a fin de que a los hombres les guste el sexo. La testosterona les da la energía y la motivación para hacer lo que sea para impresionar a una pareja con la que poder procrear. Y las mujeres pueden tener hijos si disponen de una buena provisión de progesterona y estrógenos. Estas tres hormonas que acabo de citar, junto con otras, proceden de lo que se conoce como la madre hormona: la dehidroepiandrosterona (DHEA). Sin ella, nuestra especie se extinguiría.

El cuerpo se encarga de producir estas sustancias bioquímicas. Mientras le ofrezcas a tu cuerpo una dieta equilibrada, producirá una buena cantidad de las hormonas de efectos relajantes que favorecen la maternidad y ayudan a preservar la especie. En este caso no es necesario tomar complementos nutricionales o someterse a una terapia hormonal sustitutiva. Pero cuando las glándulas suprarrenales fabrican cortisol, lo reconocen como una hormona salvadora y le dan la máxima prioridad. Es como una fábrica en tiempos de guerra. Su producción habitual se detiene. Toda la producción en cadena de testosterona, oxitocina, estrógeno, progesterona y otras hormonas cesa. El cuerpo conserva su conocimiento ancestral y evalúa el peligro como lo ha estado haciendo durante siglos. ¿La conclusión? «Si no me alejo de este oso, nunca más tendré que preocuparme de sentirme bien ni de tener hijos.»

Para mejorar nuestra salud y nuestra relación de pareja debemos reparar el interruptor de la producción en cadena para que las glándulas suprarrenales vuelvan a crear hormonas saludables.

Para que sobrevivamos, las glándulas suprarrenales dejan de producir DHEA y empiezan a fabricar cortisol. En cuanto hemos huido del peligro y consumido el cortisol secretado, el cuerpo se relaja y vuelve a producir las otras hormonas habituales en abundancia. Pero como ya he señalado, hoy en día el cuerpo de muchos de nosotros está fabricando todo el tiempo cortisol. El interruptor se ha quedado atascado en la posición de «encendido».

Salta a la vista que lo que debemos hacer es arreglar el interruptor para producir sólo el cortisol necesario, en el momento idóneo. De este modo nuestras atribuladas glándulas suprarrenales podrán volver a producir las hormonas antiestrés de las que andamos cortos. También nos ayudará a mantenernos sanos o a recuperar la salud, y la calidad de nuestra relación de pareja mejorará.

Tal vez creas que para reparar el interruptor es necesario algún tipo de solución bioquímica, y en parte así es. En los siguientes capítulos aprenderás más cosas sobre los alimentos y los complementos nutricionales que pueden formar parte de tu caja de herramientas mientras procuras llevar una vida lo más feliz, sana y afectuosa posible.

¡Pero también necesitas alimentar tu mente tanto como —o incluso más que— tu cuerpo! Obtendrás resultados mejores y más rápidos si procuras sintonizar con tu pareja, con ese marciano o esa venusiana con la que compartes tu vida. En mi consulta he descubierto que tanto los hombres como las mujeres salen ganando cuando se toman el tiempo de entender cómo ambos sexos hacen frente al estrés. En el capítulo 1 he tratado este tema y te he presentado el concepto de mejorar la relación de pareja mediante las hormonas de efectos relajantes. Ahora ha llegado el momento de ampliar esta información.

Imagínate a una pareja, un hombre y una mujer, que llevan juntos unos pocos, o muchos, años; ambos tienen una serie de responsabilidades importantes en la vida cotidiana. Saben que el otro está ocupado. Aun así, por la noche cuando están en casa, suelen subestimar los niveles de estrés del otro.

Objetivamente sabemos que esto es peligroso. Debido a nuestro acelerado estilo de vida, tanto los hombres como las mujeres tenemos unos inauditos niveles de estrés. Hoy, gracias a las omnipresentes máquinas que nos hacen la vida más fácil, la lógica nos dice que deberíamos estar menos estresados que antes, pero sucede justamente lo contrario.

Cuando hablo del gran estrés que las mujeres sufren hoy día, algunos maridos que viven en este país [Estados Unidos] me responden ingenuamente: «Pues mi esposa no está estresada, está mucho más relajada que el 99 por ciento de la población mundial». Estos hombres no entienden lo que es el estrés. Básicamente están diciendo: «¿De qué tendría que quejarse mi mujer si tenemos una casa donde vivir y la nevera llena de comida?»

Esta actitud es de una ignorancia supina y puede llegar a destruir una relación de pareja. Lo que estos hombres no saben, o no quieren aceptar, es que hay distintas clases de estrés. La pobreza y la falta de comida generan un tipo de estrés. Y vivir en un país con pocas oportunidades para salir adelante genera otro. La mayoría tenemos la suerte de no vivir en estas circunstancias. Pero aunque parezca mentira, el grado de estrés que producen es mucho menor que el que sufren los hombres y las mujeres del mundo moderno. Quedarte atrapado en un atasco de tráfico en Los Ángeles cuando andas siempre corto de tiempo produce unos niveles mucho más altos de estrés, como lo demuestran los niveles de cortisol, que vivir en un pueblo rural sin electricidad ni supermercados con muy pocas oportunidades para llevar una vida mejor.

Es evidente que al menos algunos hombres no entienden el estrés de su pareja y lo subestiman.

Veamos ahora lo que les pasa a las mujeres: en la actualidad, casi el 40 por ciento de las mujeres en Estados Unidos son la principal fuente de sustento de su familia. Pronto, en este país la mayoría de trabajadores serán mujeres. Esta situación no tiene precedentes, al igual que la cantidad de dinero que las mujeres controlan. Por fin las generaciones de mujeres han alcanzado aquello por lo que tanto lucharon: tener más acceso al dinero y a las oportunidades. Sin embargo, las mujeres de hoy se enfrentan a unas elecciones más difíciles, una mayor infelicidad y unos niveles de estrés más altos que nunca. Pero ¿por qué?

Aunque nuestras necesidades físicas estén satisfechas, el acelerado estilo de vida moderno nos produce un gran estrés.

Una encuesta tras otra demuestra que, si bien las mujeres quieren tener cargos de mayor responsabilidad en el trabajo y lo están consiguiendo, el nivel de angustia respecto a la seguridad económica es mucho mayor que el de su pareja masculina. Pero también es verdad que las mujeres se sentirían más llenas y producirían más oxitocina, la hormona antiestrés, si sus parejas masculinas reconocieran la necesidad de ellas de recibir apoyo. Sin embargo, en los tiempos que corren esto no siempre es posible. Ahora que las madres desempeñan papeles más importantes que nunca en el mundo laboral, en los matrimonios hay un 11 por ciento de padres que se ocupan de la casa.

No nos olvidemos de las amas de casa. Estas mujeres también tienen niveles muy altos de estrés. Hacer la compra, cocinar, limpiar la casa y criar a los hijos son actividades de atención a otros que aumentan la producción de oxitocina, la hormona que disminuye el estrés en las mujeres. Pero es un trabajo que puede ser agotador y estresante cuando el ama de casa no se siente valorada ni apoyada. Si es la única que se ocupa del hogar (¡y además se siente aislada!), las tareas domésticas tradicionales pueden ser otra fuente de estrés. Puede sentirse muy sola, sobre todo si carece del apoyo de una red de otras madres. ¿Dónde están las otras madres? Lo más probable es que estén fuera del hogar trabajando. Mi conclusión es que tanto si se trata de una mujer que trabaja a tiempo completo como de un ama de casa que se ocupa de los hijos, en su vida personal no encuentran el apoyo que desearían. Si bien el problema no viene de los hombres, la solución tampoco se encuentra en ellos. No voy a echarles toda la culpa.

Las mujeres también subestiman el estrés de los hombres, sobre todo porque creen que su pareja ha tenido un montón de oportunidades para holgazanear. Al verlo apalancado en el sofá, piensan: «¡Como me gustaría poder hacer por la noche lo mismo que él!» En cierto modo tienen razón, ya que es verdad que ellas trajinan por la casa mucho más que ellos. Las mujeres piensan: «¿Por qué está tumbado en el sofá sin hacer nada en

Los hombres combaten el estrés relajándose en el sofá. Y las mujeres, sintiéndose amadas y apoyadas.

lugar de ayudarme?» Seguramente no saben que estar sentado o tumbado en el sofá es una de las mejores formas para un hombre de producir testosterona y recuperarse del estrés. Al ignorarlo, las mujeres piensan o dicen: «¿Por qué él puede tumbarse en el sofá y yo no?» ¡Como si hacerlo pudiera ser realmente una opción para ellas!

Pero en realidad ambos están haciendo lo que deben hacer. Muchos hombres y mujeres necesitan reconocer el alto nivel de estrés de su pareja, pero también deben valorar las distintas formas en que cada uno se enfrenta a él.

Normalmente, a no ser que una mujer esté reventada, tumbarse en el sofá apenas la ayuda a relajarse. Pronto se pone nerviosa al pensar en todas las cosas que le quedan por hacer. Trajinar por la casa y ocuparse de la lista de tareas la hace sentir mejor. Los hombres no les hacen ningún favor a sus mujeres al irritarse y decir: «¿Es que no puedes estarte quieta ni un minuto y relajarte?» Para los hombres sentarse en el sofá o hacer alguna actividad agradable es una de las mejores formas de recuperarse del estrés. En cambio, para las mujeres no es así.

Como ya he señalado, un hombre afronta el estrés resolviendo problemas y alternándolo con ratos de descanso y diversión. Pero las mujeres necesitan equilibrar el dar a los demás con un tiempo para cuidarse o recibir apoyo de los que las rodean. Los hombres reponen sus niveles de testosterona, la hormona antiestrés masculina, descansando, y las mujeres reponen sus niveles de oxitocina, la hormona antiestrés femenina, recibiendo amor y apoyo.

¿Qué tienen que hacer los hombres y las mujeres para sentirse felices, sanos y realizados en sus papeles actuales? Reconocer que el amor y la reducción del estrés son prácticamente lo mismo, ya que proceden de la misma fuente hormonal.

Las hormonas del amor, el deseo y la longevidad

Ahora ya sabes que la oxitocina y la testosterona disminuyen el estrés, pero también tienen un lado romántico. La oxitocina es la hormona del amor, y la testosterona es la hormona del deseo. Cuando las mujeres están felices y enamoradas, tienen un alto nivel de oxitocina. Y cuando los hombres se sienten motivados, apasionados y románticos, tienen un alto nivel de testosterona. Estas hormonas del deseo y el amor, además de ser la base para una pasión duradera en una relación, lo son también para una buena salud. Por esta razón los cuerpos inundados de cortisol apenas disponen de oxitocina y testosterona.

He analizado desde una óptica bioquímica el problema de la sobreproducción de cortisol que causa que las glándulas suprarrenales dejen de producir oxitocina y testosterona. Ahora trataré el mismo fenómeno desde un punto de vista interpersonal:

Bajo nivel de oxitocina en las mujeres: A medida que una mujer se hace mayor, y sobre todo después de llevar muchos años casada, va perdiendo la inocente exuberancia del amor y la generosidad de un corazón abierto. De joven le encantaba salir por la noche con su pareja, pero ahora se queja de que su marido se ha olvidado de hacer las reservas. Ella aún le ama, pero ya no está enamorada de él. Ahora una parte

> La oxitocina en las mujeres y la testosterona en los hombres favorecen los sentimientos románticos.

suya está dolida por las decepciones que ha tenido con su marido a lo largo de los años. Cuando en su corazón ya no siente o comparte fácilmente un montón de amor, significa que sus niveles de oxitocina están bajos.

Bajo nivel de testosterona en los hombres: A un hombre le pasa tres cuartos de lo mismo. Después de años de decepciones y frustración, pierde la motivación y el deseo natural de hacer algo importante en su relación afectiva. De joven planeaba con entusiasmo formas de sorprender a su pareja, pero con el tiempo se ha ido resignando a la mediocre satisfacción que se ha instalado en su vida. Ahora, en vez de planear una velada romántica, espera hasta el viernes por la noche para preguntarle a su mujer qué le gustaría hacer esa noche. Él cree que es cariñoso con ella, pero no tiene ni idea de que sus acciones indican que su pasión se ha esfumado. Es feliz en su relación de pareja, pero no es consciente de la pasión y la sensación de plenitud que ha perdido. Cuando se olvida de planear salidas románticas y deja de interesarse por cómo le ha ido el día a ella, no quiere decir que no ame a su mujer, sino que sus niveles de testosterona están bajos.

Sentir amor, pasión y deseo está directamente relacionado con una gran cantidad de testosterona en los hombres y de oxitocina en las mujeres. Durante años me he dedicado a ayudar a las parejas jóvenes a mantener estos sentimientos vivos —y a las parejas maduras a reavivarlos— enseñando a los hombres a entender a las mujeres, y viceversa. Pero con la ayuda de la ciencia, ahora conozco las hormonas específicas que disminuyen el estrés de ambos sexos, el tema de este libro. La nueva frontera, tanto para mí como para los que también exploran las órbitas de Marte y Venus, es el creciente convencimiento de que las hormonas del amor, el deseo y la relajación son también las precursoras de las hormonas de la salud y la longevidad.

Las relaciones y tu salud

Al principio, la idea de que cambiando tu forma de relacionarte con los demás tu salud mejorará enormemente parece una exageración, incluso una ridiculez. Sin embargo, cada vez más investigadores están llegando a esta conclusión.

Muchos de los males que son una plaga en la actualidad se denominan «enfermedades del estilo de vida». Significa que nuestro estresante estilo de vida actual nos causa cardiopatías, cáncer, diabetes y otras dolencias que pueden ser mortales. No es de extrañar que la salud de las personas que llegan a Estados Unidos se deteriore al adoptar el estilo de vida de este país.

Los estudios han revelado que los emigrantes chinos que durante generaciones han estado mucho más sanos que los estadounidenses, a los pocos años de llegar a nuestras costas empiezan a desarrollar las mismas enfermedades comunes que proliferan en nuestra sociedad. Al principio se creyó que se debía a una dieta menos sana que antes. Sin embargo, un estudio realizado con un grupo de emigrantes chinos que no adoptó la dieta estadounidense reveló que ellos también enfermaban más que antes. Los investigadores concluyeron que la causa principal del aumento de enfermedades en estos emigrantes era el nuevo estilo de vida y la falta de apoyo cultural que recibían en su país.

No pases por alto estas últimas palabras. Los investigadores de la prestigiosa Scripps Clinic en San Diego concluyeron que las enfermedades cardíacas suelen desencadenarse por problemas emocionales sin resolver, como el estrés generado por la situación económica, un divorcio, la soledad, o no saber comunicarse con los hijos o la pareja. La conexión quizá no sea evidente porque el problema de salud no sale a la luz hasta uno o dos años después del trauma emocional. Pero existe.

Solemos ignorar o descartar esta clase de investigaciones porque sentimos que cambiar de estilo de vida o disminuir nuestro estrés está más allá de nuestro alcance. Pero la buena noticia es que podemos cambiar la forma en que el estrés afecta a nuestro cuerpo, aunque no podamos cambiar el mundo. No existe ninguna varita mágica para ello, pero al entender las hormonas que disminuyen el estrés de ambos sexos y maximizarlas en nuestra vida, podemos librarnos de muchos efectos negativos de la vida moderna. Si hacemos unos pequeños cambios en nuestro estilo de vida para mejorar la calidad de nuestras relaciones, nuestra salud mejorará de forma asombrosa.

No malinterpretes lo que acabo de decir. Concluir de la investigación que vincula nuestras relaciones con la salud, que la calidad de nuestras relaciones determina si enfermaremos, es un gran error. El tema es más complejo. No son nuestras relaciones las que nos hacen enfermar, sino nuestro estilo de vida el que no nos ayuda para nada a que nuestras relaciones estimulen la producción de las hormonas que nos mantienen sanos.

Aunque estés rodeado de amigos afectuosos, es posible que no tengas tiempo para estar con ellos. Por más que quieras a los miembros de tu familia, tal vez no puedas verlos con demasiada frecuencia. Y como les ocurre a muchos marcianos y venusianas, a pesar de ser feliz en tu matrimonio, puede que al final de la jornada estés demasiado agotado como para mantener una buena comunicación o una buena relación amorosa con tu pareja.

Nuestro nuevo conocimiento sobre las hormonas del amor, el deseo y la relajación de ambos sexos, nos ayuda a hacer la asociación lógica entre la calidad de nuestras relaciones y nuestra salud. Cuando empezamos a entender cómo podemos utilizar nuestras relaciones para estimular y producir testosterona y oxitocina, las hormonas especiales que combaten el estrés, las piezas del rompecabezas empiezan a encajar.

Aunque no podamos cambiar el mundo, podemos cambiar la forma en que el estrés afecta a nuestro cuerpo.

Piensa en ello: cualquier persona que se haya enamorado sabe que cuando compartes tu amor y te sientes amado o das amor, estás en la gloria. Esta sensación «maravillosa» viene de la falta de estrés que se da al desaparecer los niveles de cortisol. Es la deliciosa vuelta al presente, donde las preocupaciones, los problemas y los miedos ya no tienen ningún poder sobre nosotros. Pero a menos que dispongamos de una buena provisión de hormonas saludables, no gozaremos de este estado. Ahora ya sabes que si tus niveles de la hormona que te relaja están bajos, por más cariñosa que sea tu pareja, no te sentirás amado.

Aceptar que hombres y mujeres se enfrentan de distinta manera al estrés nos proporciona una nueva herramienta para reducirlo con rapidez y eficacia, con lo que le damos a nuestras agotadas glándulas suprarrenales la oportunidad de recuperarse. De este modo estimulamos directamente la producción de las hormonas que favorecen la salud. En cuanto entendemos las distintas situaciones en las que los hombres y las mujeres producen estas hormonas, podemos hacer frente al estrés y ayudar a nuestra pareja a hacer lo mismo.

Como estamos viendo, una buena relación de pareja es crucial para la producción y la liberación de hormonas beneficiosas. Pero se necesita algo más. Para disponer de las materias primas necesarias a fin de liberar hormonas de efectos relajantes, también debemos comer saludablemente, llevar un estilo de vida sano y hacer ejercicio. Sin estas materias primas ni siquiera nuestras relaciones podrán ser sanas y felices. En el siguiente capítulo hablaré de la nueva ciencia del cuerpo y la mente que reconoce que las hormonas son fundamentales para gozar de una sana longevidad.

3

VENUS Y MARTE FUERA DE ÓRBITA

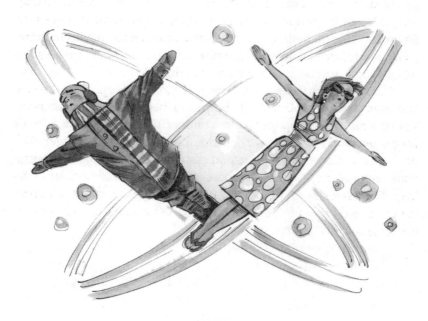

INTENTAR EQUILIBRAR LAS SUSTANCIAS QUÍMICAS
DEL CUERPO AYUDA A LOS MARCIANOS Y A LAS
VENUSIANAS A MANTENERSE EN ÓRBITAS COMPATIBLES.

Los griegos de la Antigüedad sabían que el cuerpo y la mente están íntimamente conectados: una mente sana favorece un cuerpo sano, y un cuerpo sano favorece una mente sana. De hecho, no entendían la naturaleza exacta de la conexión. Hoy, sin embargo, gracias a las numerosas investigaciones científicas, la entendemos mejor.

Las nuevas investigaciones sobre la conexión entre cuerpo y mente revelan la pieza que nos faltaba para completar el rompecabezas. Se encuentra en nuestras hormonas. Nuestra mente afecta a las hormonas que regulan el cuerpo. Y las hormonas a su vez afectan en gran medida a nuestro modo de pensar y sentir. Es una interacción complicada que no debemos sobrevalorar ni subestimar. Las investigaciones revelan que incluso nuestro estado de ánimo está directamente relacionado con los niveles hormonales y el equilibrio o desequilibrio de las sustancias químicas en el cerebro. Hace muchos años no era más que una fantasía creer que habría una «píldora de la sonrisa» que nos levantaría el ánimo, o una pastilla para dormir o para rendir en el trabajo, pero, como todos sabemos, ahora hay montones de ellas. Los médicos se hartan de recetar esta clase de pastillas a los pacientes deprimidos, agotados o estresados que acuden a su consulta.

En el mundo moderno, la extendida dependencia de antidepresivos, somníferos y anfetaminas se ha convertido en una epidemia. Se estima que uno de cada cinco estadounidenses está enganchado a algún tipo de medicamento recetado para ayudarle a afrontar situaciones estresantes de la vida. En mi consulta me he enterado de que de los 20.000 empleados de un hospital, la mitad toman antidepresivos. Es una noticia impactante. Yo creo que refleja nuestro estilo de vida moderno, sobre todo desde que la dependencia de los medicamentos recetados es el resultado directo de no haber logrado que nuestro cuerpo se mantenga sano y se sienta bien.

Las nuevas investigaciones revelan que las hormonas crean una importante conexión entre el cuerpo y la mente.

Cuando hablamos del estrés, solemos referirnos tanto a factores laborales como a otras obligaciones que no tienen que ver con ellos. Pero el estrés de nuestra ajetreada vida no viene sólo de nuestra profesión o de nuestras aficiones. Tanto si somos conscientes de ello como si no, nuestro estrés aumenta y empeora al no poder recuperarnos en nuestro hogar de las situaciones estresantes del exterior. Cuando nuestras relaciones personales no nos sirven para relajarnos, nuestra percepción del estrés y de sus síntomas aumentan espectacularmente. Es entonces cuando recurrimos a una pastilla que nos ayude a dormir, a rendir en el trabajo, o simplemente a no sentirnos tan deprimidos.

Las mujeres que toman antidepresivos son más del doble que los hombres. Las mujeres de hoy tienen una buena razón para intentar superar sus problemas anímicos, pues, como hemos visto, sufren 1) unos niveles inauditos de estrés debido a su sexo, y 2) un mayor grado de estrés que los hombres. ¿Por qué las mujeres recurren a los antidepresivos más que los hombres? Debido a diferencias cerebrales.

Un estudio ha revelado que durante una situación medianamente estresante, la parte emocional del cerebro de una mujer recibe una cantidad ocho veces mayor de riego sanguíneo que la de un hombre en una situación similar. De hecho, una situación medianamente estresante apenas produce una reacción en el cerebro de un hombre. En cambio, el cerebro de una mujer se activa con fuerza en ella. Cuando una mujer se enfrenta a algo que considera una amenaza, recurre a su memoria emocional. Para anticipar el posible peligro, recuerda con todo lujo de detalles muchas cosas que le han ido mal en situaciones parecidas del pasado. Ten en cuenta que no se activa sólo la memoria cognitiva, sino también la memoria emocional. La mujer «siente» estos episodios del pasado y libera cortisol para enfrentarse al nuevo desafío.

Esto explica por qué los hombres creen que las mujeres se «preocupan por nada», y por qué las mujeres creen que los «hombres son unos insensibles». El cerebro masculino sólo registra una fuerte reacción emocional cuando el problema es una emergencia, o al menos cuando siente que debe reaccionar con rapidez. Los hombres son totalmente capaces de sentir el mismo nivel de intensidad emocional que una mujer, pero sólo cuando la situación es de vida o muerte. Por eso cada situación estresante que pone en órbita a una venusiana hace que los marcianos se pregunten desconcertados por qué reacciona de forma tan exagerada.

Pero ¡es él el que está reaccionando exageradamente! Piensa que ella cree que es una situación de emergencia cuando no es así. Sí, ella está preocupada. Pero no desea llamar a urgencias ni cree que haga falta. Sólo quiere compartir sus sentimientos.

Él: «¿Por qué estás haciendo una montaña de un grano de arena?»

Ella: «No es verdad. Sólo te estoy diciendo lo que ha ocurrido.»

Él: «Si no es tan importante, ¿por qué no te olvidas del asunto?»

Ella: «Porque quiero hablar de ello. ¿Por qué no puedes escucharme?»

Éste es el resumen de la batalla de los sexos. Los marcianos en una situación medianamente estresante se relajan descansando y olvidándose del problema. Se dicen que si no pueden hacer nada, ¿por qué no olvidarse de él hasta que puedan resolverlo? Pero las venusianas reaccionan de otra manera: «Si no puedes hacer nada para resolver el problema, al menos puedes hablar de él».

De acuerdo, pero ¿por qué las mujeres se empeñan en hablar de sus problemas aunque no sean urgentes y no estén buscando una solución? La ciencia responde ahora a la pregunta que llevamos haciéndonos durante siglos. Cuando en la parte emocional del cerebro fluye más sangre de la habitual, empezamos a inquietarnos. La reacción preferida del cerebro es liberar una sustancia química llamada serotonina (que nos hace sentir bien), pero no siempre sucede automáticamente como debería. Las mujeres saben de forma instintiva que hablar de sus problemas estimula la liberación de serotonina. Desde el punto de vista de las sustancias químicas del cerebro y las hormonas del estrés, es evidente que las mujeres hablan de los problemas que les preocupan para que en la parte emocional de su cerebro deje de fluir más sangre de la habitual.

En una situación medianamente estresante, las mujeres se relajan hablando, y los hombres descansando.

El cerebro humano almacena normalmente una buena cantidad de serotonina, la suficiente para manejar momentos esporádicos de estrés. Pero al final de un día agotador, una mujer puede encontrarse sin serotonina, y a su pareja en cambio puede quedarle aún un montón. Él no necesita hablar del problema para estimular la liberación de más serotonina, pero ella está deseando hablar de ello. Él no entiende esta necesidad. Por eso los marcianos no tienen idea de cuánto ayuda a una venusiana hablar de lo que le preocupa y sentirse escuchada. Ella tampoco entiende la falta de interés de su pareja. ¿Es que a su pareja no le importa?

A él sin duda le importaría si entendiera hasta qué punto ella necesita hablar del problema para reponer sus niveles de serotonina. Cuando una mujer se siente apoyada emocionalmente al compartir sus sentimientos, siente la misma sensación que un hombre tiene al «resolver» la situación. Hablar del asunto repone su provisión de serotonina y la tranquiliza. Por eso, caballeros, es tan importante que os limitéis a veces a escuchar a vuestra media naranja sin intentar resolverle sus problemas.

El cerebro necesita
un continuo aporte de energía

Pero hay otro elemento más que tener en cuenta: el azúcar en la sangre. Para producir serotonina, el cuerpo necesita recibir un aporte constante de azúcar. A decir verdad, si una mujer tiene un bajo nivel de azúcar en la sangre, por más que hable de lo que le preocupa, no producirá serotonina ni se tranquilizará. Teniendo en cuenta este hecho científico, vemos que estabilizar el nivel de azúcar es como mínimo tan importante como equilibrar las hormonas.

Como ya sabes, llevo muchos años dedicándome a ayudar a hombres y mujeres a aprender a entender al sexo contrario. He hecho hincapié en lo importantes que son las relaciones de pareja afectuosas no sólo para la armonía, sino para la salud. Intentar equilibrar en el cuerpo sustancias químicas como la testosterona, la oxitocina y la serotonina me ha dado otra herramienta para ayudar a marcianos y venusianas a mantenerse en una órbita compatible. Pero el papel del azúcar en la sangre me ha hecho abrir los ojos. Ahora sabemos que es un factor primordial para entender cómo las sustancias químicas cerebrales afectan a nuestras relaciones. Y, como sucede con la mayoría de cuestiones que trato en este libro, se ha descubierto que el nivel de azúcar en la sangre es más importante para las mujeres que para los hombres.

Si las mujeres desean beneficiarse de las numerosas ventajas de una relación afectuosa para combatir el estrés, es esencial que su cerebro reciba un constante aporte de energía. La energía la sacamos del azúcar en la sangre. Como el cerebro no puede almacenarla, para que no se estrese es importante que en la sangre haya un nivel óptimo de azúcar. Para funcionar, el cerebro necesita recibir un aporte constante de energía en forma de azúcar o glucosa en la sangre. Cuando no dispone de él, un cerebro estresado no puede fabricar la serotonina necesaria para relajarse y volver a sentirse bien. Siempre que el nivel

de azúcar en la sangre se dispara o cae en picado, las sustancias químicas del cerebro se desequilibran de inmediato. Como se ha visto, este
problema es mayor en las mujeres porque sus reservas de serotonina suelen agotarse con más facilidad que las de los hombres. Ten en
cuenta que como hoy muchas mujeres están en el trabajo fabricando
más testosterona y menos oxitocina (la hormona que combate el estrés) de la necesaria, sus niveles de cortisol (la hormona del estrés) se
disparan. No es de extrañar que el cerebro de una mujer consuma la
serotonina como si nada.

Quizá parezca fuera de lugar dar ahora un consejo relacionado
con los viajes, pero vale la pena tenerlo en cuenta: hombres, si estáis
viajando con vuestra esposa o con vuestra chica y ella os dice que es
hora de buscar un restaurante, levantaos y hacedle caso. Significa que
su nivel de azúcar ha caído en picado y debéis tomaros su comentario
como una alarma roja parpadeando y sonando a todo volumen. ¡Dadle
de comer!

Cuando una mujer tiene hambre, significa que su nivel de azúcar
ha bajado hasta tal punto que necesita comer para fabricar serotonina.
Les ocurre más a las mujeres que a los hom-
bres, porque ellos tienen niveles más altos
de azúcar en la sangre y, además, no experimentan a lo largo del día los espectaculares
altibajos de azúcar de las mujeres.

**Un consejo de amigo
para las parejas que
están de viaje: cuando
ella tenga hambre,
¡dale de comer!**

El hombre que quiera tener un buen día
con la mujer de su vida, debe saber que ella
puede estar la mar de bien, y al momento siguiente entrarle un hambre canina. Presta atención a esta señal de una bajada de azúcar. ¡Tu
bienestar depende de ello! Si está hambrienta y estresada, puedes caer
en desgracia en menos de lo que canta un gallo al culparte ella por algo
que hiciste hace horas, días o años. Nada de lo que digas te ayudará.
Te lo dice un hombre que lo ha sufrido en carne propia: dale pronto
de comer, porque en caso contrario, puede que tenga una amnesia se-
lectiva y se olvide de todas las cosas buenas que has hecho en tu vida.
No discutas con ella, es como echarle gasolina al fuego. Sólo escucha,
asiente con la cabeza y... ¡encuéntrale un restaurante!

Luego hablaré de la importancia de una dieta que favorece un nivel
estable de azúcar en la sangre. Pero primero quiero darte una buena

razón para tomarte en serio esta información. ¿Es posible que muchos de los principales síntomas de la menopausia provengan de unos niveles muy irregulares de azúcar en la sangre?

¿Es por las hormonas o por el nivel de azúcar?

Es verdad. Las nuevas investigaciones revelan que los síntomas menopáusicos, desde el aumento de peso hasta los cambios en el estado de ánimo y los sofocos, no tienen por qué venir de un desequilibrio hormonal (por falta de estrógenos). Estos mismos síntomas también pueden deberse a altibajos en el nivel de azúcar. En muchos casos lo que al principio parecía venir de un desequilibrio hormonal y una deficiencia de estrógenos, no se resolvió tomando hormonas, sino estabilizando el nivel de azúcar en la sangre.

Los desequilibrios hormonales pueden estar causados por muchos factores, incluyendo el estrés. Pero este problema en gran parte tiene que ver con algo que parece inocuo, como tomar tentempiés hechos con productos refinados, postres o bebidas energéticas.

Comer demasiadas harinas y azúcares refinados no es bueno para la salud.

Cuando te comes unos caramelos o te tomas una soda, tu nivel de azúcar en la sangre se dispara. Y no se necesita mucha cantidad: con una cucharada o dos de azúcar que tomes ya pasa. Demasiado azúcar en la sangre es peligroso para el cuerpo. Después de haber consumido durante años harinas y azúcares refinados, las frecuentes y repentinas subidas de azúcar pueden ser muy malas para la salud debido a los radicales libres, que aceleran el envejecimiento prematuro. A algunas personas el azúcar puede provocarles diabetes, que a su vez puede causar enfermedades cardíacas, ceguera, lesiones nerviosas y muerte de neuronas. El cuerpo lo sabe y para protegerse de los subidones de azúcar secreta insulina, una hormona que almacena el exceso de azúcar en los músculos, el hígado y las células adiposas. Al almacenarlo en el organismo, el nivel de azúcar baja. Cuando el nivel de azúcar desciende, el cuerpo libera cortisol, la hormona del estrés, para evitar que baje demasiado. Como ya sabes, la sobreproducción de cortisol envejece el cerebro y sobrecarga las glándulas suprarrenales, contribuyendo a que se agoten. Este agotamiento hace que a las glándulas suprarrenales les cueste cada vez más producir testosterona (en los hombres) y oxitocina (en las mujeres), las hormonas que reducen el estrés.

En el pasado, un exceso de azúcar en la sangre no solía ser un problema dietético. Cuando yo era pequeño, había muy pocos restaurantes de comida rápida o supermercados abiertos a todas horas. Pero hoy el estadounidense medio consume 100 veces más azúcar que hace cien años. En nuestra dieta nunca hubo tantas comidas y bebidas cargadas de calorías y azúcar y que no sirven como alimento. Si bien esta cantidad extra de azúcar nos da una inyección de energía, también nos causa un montón de problemas, y uno de los más preocupantes es la deficiencia hormonal.

El azúcar en sí no es malo. Es una fuente importante de energía para el cuerpo y, sobre todo, para el cerebro. Sólo se convierte en un problema cuando lo tomamos en exceso, o si se libera demasiado deprisa en la sangre.

Pongamos como ejemplo las patatas. Una patata asada se convierte de inmediato en azúcar que va a parar al torrente sanguíneo. Como aporta más azúcar del que el cuerpo necesita, el exceso de azúcar se almacena como grasa. Por esta razón en muchas dietas para adelgazar las patatas están prohibidas.

Pero no es necesario renunciar a las patatas. Si las untas con un poco de mantequilla o de nata agria, el azúcar en la sangre se libera más despacio. Así no se almacena en el cuerpo como grasa. Mientras no seas prediabético, puedes comer patatas sin ningún problema combinándolas con un poco de grasa. A lo largo de la historia la gente ha comido patatas untadas con mantequilla sin engordar por ello.

Sé que parece complicado, pero es muy importante entender los efectos de los altibajos de azúcar en el cuerpo. Repasemos los pasos una vez más:

1	Comes un par de galletas hechas con harina refinada y sirope de maíz o azúcar.	Se libera demasiado azúcar en el torrente sanguíneo
2	El nivel de azúcar se dispara	Recibes una inyección de energía
3	El cuerpo libera insulina para almacenar el exceso de azúcar	Engordas un poco
4	El nivel de azúcar baja	Te apetece otra galleta
5	El cuerpo libera cortisol para estabilizar el nivel de azúcar	Las glándulas suprarrenales se agotan un poco más y te sientes fatal

Ahora es evidente por qué hoy en día nuestros niveles hormonales son bajos. Cada vez que tomamos un tentempié o una comida hecha con productos refinados, el cuerpo reacciona desestabilizando el nivel de azúcar en la sangre, con lo que el nivel de cortisol sube. Nos produce el mismo efecto que si un oso nos estuviera persiguiendo todo el día, a diario. Nuestro cuerpo está hecho para superar el estrés, pero no una hora tras otra, un día tras otro. Las glándulas suprarrenales están tan ocupadas fabricando cortisol que no pueden producir la cantidad necesaria de hormonas relajantes, como la testosterona (en los hombres) y la oxitocina (en las mujeres).

Veamos el ciclo en un hombre y una mujer corrientes

Mujer: Al final de un día estresante, una mujer que haga cosas para recuperarse, como hablar de lo que le preocupa, producirá más serotonina que la ayude a relajarse. Pero si su nivel de azúcar es bajo, el cerebro no recibirá la energía necesaria para producir serotonina y ella empezará a sentirse incluso más agobiada y estresada. En este caso deja de hablar, pero la procesión le va por dentro. Se preocupa y piensa demasiado. Si su nivel de azúcar fuera estable, dispondría de la serotonina necesaria para evitar caer en este ciclo.

Hombre: Para hacer frente al estrés, un hombre se mete en su cueva. Descansar le ayuda a reponer su nivel de testosterona, y la sustancia química del cerebro llamada dopamina le motiva a salir de ella. La dopamina es una hormona o un neurotransmisor del cerebro que aumenta el placer, la concentración y la motivación. Al final de una larga jornada, se queda sin dopamina y necesita encontrar el modo de producir más. Leer el periódico, resolver un rompecabezas, meditar y mirar la tele son actividades que le ayudan a producir dopamina. Pero si su nivel de azúcar es bajo, no puede producir dopamina ni testosterona. Entonces se meterá en la cueva y no saldrá de ella.

De nuevo vemos las diferencias en la química del cerebro. Las mujeres tienden a quedarse sin serotonina, y los hombres, sin dopamina. La serotonina les permite a ellas relajarse y sentirse bien, y la dopamina les motiva a ellos a hacer cosas. Como la parte emocional del cerebro de las mujeres está más activa que la de los hombres, ellas se quedan sin serotonina más deprisa que ellos. Los hombres también tienen una mayor provisión de serotonina porque la fabrican un 50 por ciento más rápido y almacenan un 50 por ciento más que las mujeres. Pero no todo son ventajas para ellos, porque se quedan sin dopamina más deprisa que ellas. La mayor masa muscular del hombre también consume los aminoácidos con los que se fabrica la dopamina, por eso al final del día se encuentran sin dopamina.

Estas diferencias en la química del cerebro pueden causar incompatibilidades, e incluso conflictos. Al final de un día estresante, una mujer dispone de un montón de dopamina que la motiva a hacer cosas, pero anda corta de serotonina. El alto nivel de dopamina le dice que tiene un montón de cosas por hacer, y el bajo nivel de serotonina le dice que le falta tiempo o apoyo para realizarlas. Se siente abrumada.

Mientras tanto, él vuelve a casa con bajos niveles de dopamina. No le apetece hacer nada, pero la abundante provisión de serotonina que le hace sentir bien, le permite relajarse y reponer su nivel de testosterona. Ve cómo su estrés desaparece.

Los marcianos y las venusianas están abocados a colisionar. Ella, agobiada por el montón de cosas por hacer, está que arde porque lo ve a él sentado en el sofá como si todo le importara un bledo. Es un témpano de hielo. En lo que a él respecta, prefiere dejar las tareas para mañana.

Este desequilibro entre el fuego y el hielo parece proceder de una deficiencia de las sustancias químicas del cerebro que nos hacen sentir bien. Pero hay otra causa más básica: los altibajos en el nivel de azúcar en la sangre. Cuando el nivel de azúcar de los marcianos y las venusianas es estable, las mujeres experimentan los beneficios de poder hablar de cómo les ha ido el día. Y los hombres, después de meterse en la cueva un rato, están listos para salir de ella y unirse al mundo de los vivos.

La montaña rusa del azúcar

Sabemos que la razón principal por la que tenemos problemas con el nivel de azúcar en la sangre es porque comemos demasiados productos procesados, así como alimentos y bebidas cargados de azúcar. Para tener un nivel estable de azúcar que permita a las glándulas suprarrenales, nuestra fábrica de hormonas, producir las hormonas del bienestar y combatir el estrés, debemos reducir la cantidad de azúcar que tomamos y comer más productos sin refinar.

¿Qué ventaja tienen los productos integrales? Cuando los productos no se han refinado, las fibras naturales de los carbohidratos hacen que el azúcar se libere más despacio en el torrente sanguíneo. Los productos procesados no son buenos para la salud porque se les ha añadido azúcar y se les han extraído las fibras naturales que contenían. Por eso disparan nuestro nivel de azúcar. Casi todos los productos envasados que están en la zona central del supermercado son alimentos procesados a los que se les han extraído las fibras naturales y se les ha añadido azúcar. Y casi todo lo que hay en el perímetro del supermercado —productos alimenticios, carnes, pescados y un determinado tipo de pan— es comida sin procesar más saludable.

El pan y otros productos hechos de harina no son demasiado recomendables que digamos. Al pan blanco, o incluso al pan integral con «harina de trigo enriquecida», le falta la cáscara de la harina integral que contiene más fibra. Con el arroz blanco pasa tres cuartos de lo mismo. Los zumos de frutas también son menos buenos de lo que parecen porque no contienen las fibras naturales de la fruta. De hecho, no se diferencian demasiado de los refrescos. Las galletas, los pasteles, las patatas fritas, la repostería, los donuts, la *pizza* y los helados no contienen las fibras naturales que hacen que el azúcar se libere más despacio en el torrente sanguíneo. Desde el punto de vista del cuerpo, nos ofrecen aquello que ya tenemos en exceso: azúcar.

Muchas personas no tienen ni idea de la cantidad de azúcar que contienen los productos y las bebidas que toman. Por ejemplo, las botellas de agua enriquecida con vitaminas parecen de lo más sanas. Pero si consultas la etiqueta, verás que cada ración contiene 13 gramos de azúcar. A simple vista no parece demasiado, pero cuando lees la parte superior de la etiqueta descubres que la botella contiene 2,5 raciones. O sea, que si te bebes toda la botella, ingieres 32,5 gramos de azúcar, que equivale a 8 cucharaditas. ¡Imagínate echando 8 cucharaditas de azúcar en el agua que tomas! Si lo hicieras, el nivel de azúcar se te dispararía y más tarde tus glándulas suprarrenales secretarían cortisol, la hormona del estrés, para evitar que el nivel de azúcar cayera en picado. Con lo que tendrías problemas para producir las hormonas del bienestar y, como resultado, experimentarías cambios en el estado de ánimo.

Tal vez te preguntes por qué hay personas que sufren altibajos en el estado de ánimo y en la energía y en cambio en los análisis no aparece un bajo nivel de azúcar. Es por una razón muy sencilla: las pruebas que miden el nivel de azúcar en la sangre pueden revelar una diabetes (demasiado azúcar) o una hipoglucemia crónica (demasiado poco), pero no muestran los altibajos que la mayoría tenemos cuando no comemos saludablemente. En realidad, para que se dé una hipoglucemia no es necesario tener un nivel bajísimo de azúcar, con que caiga en picado repentinamente ya basta. Pregúntate: ¿me entran de pronto ganas de consumir azúcar o cafeína? ¿Tengo bajones de energía o cambios de ánimo tres horas después de las comidas? Si la respuesta es «sí» a cualquiera de las preguntas, significa que estás en la montaña rusa del azúcar.

Observación personal: antes, cuando tenía que hablar en público me daban ataques de ansiedad. Pero desaparecieron al dejar de consumir un montón de azúcar, y, el día del acto, evitar tomar productos y bebidas con azúcar. Consumir menos azúcar puede ayudar mucho a las personas que tienden a la ansiedad.

Los grandes cambios en el estado de ánimo suelen deberse a un exceso de azúcar y a productos procesados en la dieta.

Renunciar al azúcar no es fácil. Cuando estamos estresados, el azúcar nos da un montón de energía. Sin duda habrás notado que cuando te sientes estresado, agobiado, aburrido o incómodo, te entran ganas de comer algo dulce o algo que se convierta de inmediato en azúcar, como arroz blanco, patatas fritas o pan. Los factores hormonales tienen que ver con ello. Cuando los hombres y las mujeres no producen las suficientes hormonas antiestrés, el cuerpo libera cortisol y los músculos dejan de quemar grasas para obtener energía. En su lugar, necesitan azúcar. Si los músculos empiezan a consumir azúcar, no hay suficiente para el cerebro. Por eso te entran ganas de comer algo dulce.

Pero esto no se acaba aquí. Recuerda que cuando el nivel de cortisol se dispara el cuerpo lo interpreta como una situación de emergencia, como si te persiguiera un oso. El azúcar te da una inyección inmediata de energía, como astillas ardiendo. Las grasas, en cambio, te proporcionan una energía duradera; son como un leño. Mientras comamos demasiado azúcar, el nivel de glucosa en la sangre seguirá oscilando y el nivel de cortisol se disparará, con lo que nos entrarán ganas de comer incluso más azúcar. Es un círculo vicioso y debemos intervenir para detenerlo.

Las adicciones cuestan de superar, sobre todo cuando el cuerpo necesita la sustancia a la que es adicto. Los cigarrillos o el alcohol no son necesarios para vivir, pero sí necesitamos consumir azúcar, en alguna forma, a diario.

He aquí el ciclo:

1. Al aumentar el estrés, el cuerpo libera cortisol.

2. El alto nivel de cortisol impide la quema de grasas y estimula la quema de azúcar.

3. Los músculos empiezan a consumir azúcar.

4. El nivel de azúcar cae.

5. El cerebro te ordena tomar más azúcar.

6. El cuerpo libera más cortisol para estabilizar los altibajos en el nivel de azúcar.

7. El ciclo vuelve a empezar a partir del paso 2.

Lo más injusto de este ciclo es el reciente descubrimiento de que comer un caramelo que contenga demasiado azúcar puede desencadenar este ciclo adictivo. Significa que no es necesario el estrés para estimular la liberación de cortisol que hace que nos entren ganas de comer azúcar. Con un simple caramelo basta. Aunque no estemos estresados, si decidimos comer un caramelo que contenga demasiado azúcar, nuestro cuerpo reacciona como si lo persiguiera un oso. Nos sentimos bien, pero unas horas más tarde tenemos nuevamente un bajón de energía.

¿Cómo podemos asegurarnos de consumir la cantidad de azúcar que necesitamos? Evitando los productos con poca fibra y mucho azúcar. Parece más fácil de lo que en realidad es. Por ejemplo, el pan blanco se convierte de inmediato en azúcar. Si lo tomamos sin acompañarlo con las fibras de las verduras crudas de una ensalada, nuestro nivel de azúcar en la sangre fluctuará y nos entrarán ganas de comer más pan, con lo que comeremos demasiado. Al final de la comida nuestro nivel de azúcar habrá caído en picado gracias a la insulina liberada por el cuerpo para eliminar el exceso de azúcar, o sea, que el carrito de los postres nos parecerá irresistible.

Estabilizar el nivel de azúcar

Estabilizar el nivel de azúcar es fácil si estás dispuesto a seguir una dieta muy sana a base de alimentos crudos sin productos procesados ni azúcares, pero esta dieta no está al alcance de todos. Por suerte hay otra alternativa que podemos encontrar en la mayoría de tiendas de productos naturales.

En los últimos diez años los investigadores de varias universidades de Canadá han creado e investigado un nuevo componente llamado PolyGlycoPleX® (PGX®), un complejo único compuesto de polisacáridos solubles en agua (fibras vegetales) que ayudan a reducir los altibajos del azúcar. Simplemente te tomas varias cápsulas o una cucharadita de PGX® con un vaso de agua antes de las comidas, y los resultados, confirmados por las investigaciones, son asombrosos. Nunca había visto un producto natural que estabilizara tan bien el nivel de azúcar en la sangre como el PGX®. En el mercado hay un montón de productos con esta finalidad, pero éste es increíble. Yo lo tomo con regularidad, y me ha cambiado la vida sin tener que hacer un cambio importante en mi dieta.

A los cuarenta y los cincuenta advertí que después de las comidas me entraba sueño. Las siestas que hacía también eran más largas. Fue un cambio gradual, y al principio no le presté atención. Pero cuando empecé a tomar PGX®, la somnolencia desapareció. Podía comer pasta, pan, *pizza* y postres sin que me produjeran estos efectos negativos. Al tomar PGX® antes de las comidas y reducir con ello los altibajos de azúcar, ahora siempre estoy lleno de energía, como cuando era más joven. En los últimos dos años he recomendando el PGX® a miles de personas, y todas han dejado este producto por las nubes.

Como el PGX® se toma antes de las comidas o en ellas, absorbe muchas veces su propio peso en agua en el sistema digestivo. Esta acción, además de hacer que los hidratos de carbono se absorban más despacio (con lo que el azúcar se libera con más lentitud en el torrente sanguíneo), te ayuda a sentirte lleno comiendo menos. **El PGX® reduce los altibajos de azúcar.** Tomar de 2 a 5 gramos de PGX® en las comidas te ayuda a evitar que el azúcar se dispare después de comer, así como a bajarte de la montaña rusa del azúcar de una vez por todas. ¿No estás seguro de si estás en esta montaña rusa? Averigua cuántos de estos síntomas te resultan familiares:

- La cintura es más ancha que las caderas.
- Te cuesta adelgazar y mantener el peso.
- Te entran ganas de comer dulces.
- Te sientes mucho mejor después de comer, pero al cabo de poco te sientes fatal.
- Si te saltas una comida estás irritable.
- A veces te sientes un poco en Babia, espeso o desconectado.
- Tienes un elevado nivel de azúcar o de triglicéridos.
- Te pones nervioso sin motivo aparente.
- Te despiertas a menudo por la noche.
- Siempre tienes hambre, aunque sepas que no es hora de comer.
- Al mediodía te entra sueño.
- Te dan ganas de tomar cafeína o bebidas con azúcar.

En su libro *Hunger Free Forever,* los doctores Michael T. Murray y Michael R. Lyon describen cómo usar el PGX® para estabilizar el nivel de azúcar en la sangre y reducir el apetito para mantenerse toda la vida en el peso ideal. Algunos de los beneficios inmediatos de aprender a equilibrar el nivel de azúcar en la sangre son más energía, dormir mejor por la noche, una mayor memoria y concentración, una mayor motivación, una musculatura más fuerte y el control automático del peso.

Al entender cómo los altibajos del azúcar afectan a los niveles de cortisol, podemos aplicar esta información allí donde nos hará un gran bien: en nuestra relación de pareja. Con un cuerpo sano que apoye una mente sana, podemos aplicar fácilmente los descubrimientos sobre las relaciones entre los marcianos y las venusianas para estimular la producción de oxitocina y testosterona. En el capítulo siguiente exploraremos las nuevas habilidades para mejorar las relaciones afectivas. Las mujeres descubrirán que los hombres les dan más de lo que ellas se merecen, y los hombres verán que reciben de sus mujeres aquello que les faltaba.

4

CÓMO REFRESCAR A VENUS, CÓMO CALENTAR A MARTE

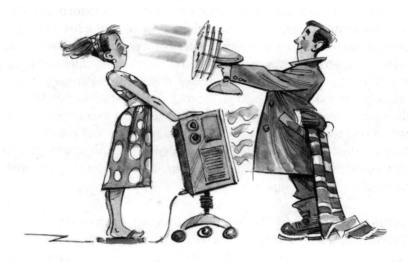

LA FORMA MÁS RÁPIDA DE HACER FELIZ A LA PAREJA ES REDUCIR SUS NIVELES DE ESTRÉS.

«¡Primero las damas!» Esta expresión se aplica al abrir una puerta, si eres un caballero educado. Y también cuando eres un hombre que entiende de hormonas y que desea mejorar su relación con una mujer.

Y es así por la siguiente razón: la felicidad de una pareja depende de lo feliz que sea la mujer en la relación. Si ella está estresada —y ya hemos visto que la mayoría de mujeres lo están más que nunca—, la forma más rápida de que *él* y *ella* sean felices es reducir el nivel de estrés de la mujer. En términos hormonales equivale a lo siguiente: cuando un hombre descubre cómo subir el nivel de oxitocina de una mujer, con lo que el estrés de ella baja, se está ayudando a sí mismo a aumentar su nivel de testosterona. Y al aumentar su nivel de testosterona, él también se siente más relajado.

En otras palabras, ¡todo el mundo sale ganando! La pareja que desee recuperar el placer de cuando se cortejaban o experimentar una mayor compatibilidad doméstica debe aprender a aplicar «¡primero las damas!». Porque es el bienestar de ella el que asegura que todos los que la rodean estén satisfechos.

En este capítulo hablaré de este mensaje para que las parejas puedan aplicarlo a su vida. Pero te invito a ir más allá de lo que digo mientras lees este libro. La información de este capítulo te será de utilidad aunque no mantengas una relación afectiva. Lo cierto es que siempre estamos relacionándonos con un montón de personas: padres, hijos, compañeros de trabajo, amigos, enemigos, vecinos, ex parejas y miembros de la comunidad. Si aplicas algunas de mis técnicas a estas otras relaciones, descubrirás que no necesitas estar enamorado para lograr que tu relación con los demás sea más afectuosa.

La forma de empezar a lograrlo es entendiendo que prácticamente cada mujer con la que te encuentras tiene una deficiencia hormonal, tanto si ella lo sabe como si no.

Veamos esta cuestión desde una perspectiva histórica. Antes de que las mujeres se sumaran a las filas de la población activa en grandes cantidades, estaban rodeadas de una comunidad de mujeres, todas ellas se dedicaban a la misma clase de actividades de atención a los otros. Este estilo de vida tenía sus pros y sus contras, pero desde un punto de vista estrictamente hormonal era ventajoso para ellas, porque su estable rutina les permitía disponer siempre de una buena provisión de oxitocina para hacer frente al estrés.

Pero hoy son muy pocas las mujeres que disponen de una buena provisión de oxitocina. Las mujeres modernas cargan con muchas más responsabilidades generadoras de testosterona de las que tenían en el pasado. En lugar de dedicarse a actividades de apoyo o de cuidado, desempeñan profesiones que conllevan rapidez o incluso situaciones de emergencia, junto con la resolución de problemas y sacrificio. La cantidad extra de testosterona que sus trabajos generan es útil cuando eres un hombre, porque te baja el nivel de estrés. Pero a las mujeres no las ayuda. A decir verdad, la cantidad adicional de testosterona y la relativa deficiencia de oxitocina hace que muchas mujeres se sientan exhaustas y desdichadas.

Para hacer frente al estrés con éxito, las mujeres modernas necesitan algo más. Necesitan que en su vida personal haya lo que yo llamo *productores de gran cantidad de oxitocina* para equilibrar las muchas horas que se pasan produciendo testosterona. Dedicarse a un trabajo que genera testosterona no es malo —incluso es estupendo— mientras una mujer tenga la oportunidad de producir oxitocina en su vida personal. Y para los hombres debe ser una prioridad ayudarlas a hacerlo si desean ser felices en su relación de pareja.

En la vida de las mujeres de hoy las buenas relaciones y las actividades agradables son factores decisivos. Para encontrar el equilibrio y reponer los niveles de oxitocina, las mujeres deben reservarse con regularidad un rato para hacer cosas que les gusten, ya sea leer un buen libro, hacerse la manicura o la pedicura, llevar a los hijos o a los nietos al parque, comer con una amiga, o salir con las amigas un fin de semana. Pero debemos procurar que programar estos ratos de diversión no se convierta en una nueva responsabilidad o en un acto de desesperación. Postergarlos hasta que sea una necesidad apremiante u obsesionarse en planear actividades que produzcan un montón de oxitocina sólo genera más testosterona. Considera tu provisión de oxitocina como una cuenta de ahorro que se beneficia de los ingresos y las retiradas de dinero regulares.

Las mujeres estresadas suelen poner sus necesidades en la cola de la lista.

Aunque del dicho al hecho hay un gran trecho. Para la mayoría de mujeres reservar un tiempo para ellas no es una prioridad; a decir verdad, las mujeres estresadas, las que más necesitan a productores de mucha oxitocina, son las que no incluyen sus propias necesidades en la creciente lista de tareas por hacer. Necesitan que las ayuden a aprender a ponerse a la cabeza de la lista. Esta ayuda puede venir de cualquiera, pero la persona más idónea es la más cercana, el hombre de su vida.

Por desgracia, la mayoría de hombres no tienen idea de cómo ayudar a su pareja. No estoy diciendo que sean unos tarugos. Intuitivamente saben que el romanticismo es el mayor productor de oxitocina. Pero aun así, a pesar de saber que el billete de autobús vale un dólar y medio, no saben realmente lo que es el romanticismo y, lo más importante, no tienen ni idea de lo que *ella considera romántico*.

Antes de entrar en detalles sobre este tema, desearía hacer una advertencia: la clase de romanticismo que las mujeres creen anhelar es poco práctico. En su forma más extrema, las expectativas poco realistas de una mujer podrían describirse así: «El romanticismo consiste en cuando mi hombre sabe lo que quiero aunque ni yo misma sepa lo que es, y me lo da sin tener que pedírselo». ¡Caramba! Prefiero volver al sillón y producir más testosterona. ¿Dónde está el mando a distancia?

Las mujeres no siempre saben lo que quieren de una relación amorosa, pero saben cuándo no lo están recibiendo.

Si este escenario romántico tan poco realista tuviera lugar, no cabe duda de que le produciría a una mujer muchísima oxitocina, pero es muy poco probable que se dé en la vida real. Tal vez pase en las películas, pero no en un matrimonio típico. ¿Cómo iba él a saber lo que su pareja quiere cuando ni siquiera ella lo sabe ni lo expresa? ¿Acaso no ocurre muchas veces que cuando un hombre le pregunta a una mujer dónde quiere cenar, ella le responde que no lo sabe… porque quiere que él tome la iniciativa y elija un lugar romántico? Él se queda desconcertado. No sabe qué hacer. No tiene toda la información que necesita. Y le duele que ella, frustrada, le eche la culpa.

Una mujer sabe que necesita romanticismo en su relación, pero ignora exactamente cómo recibirlo. Y los hombres tampoco saben cómo dárselo. Hasta las últimas décadas, los hombres no se preocupaban de ello. En la generación de mi madre y en las anteriores, el romanticismo no era tan importante en una relación, al menos desde el punto de vista hormonal. Como en aquellos tiempos las actividades de acogida y atención a los otros que las mujeres hacían durante todo el día les permitía generar un montón de oxitocina, no necesitaban a ningún superproductor de esta hormona. Por supuesto, apreciaban los detalles románticos de su esposo, pero no los necesitaban como agua de mayo. La falta de romanticismo no era causa de descontento.

Hace cuarenta años o más, las mujeres tenían el tiempo y la situación económica para llevar una vida equilibrada que les producía oxitocina al llenar el día con actividades de acogida y cuidado y contar con el apoyo de otras mujeres. Hoy en día las mujeres tienen la libertad de dedicarse a una profesión, pero se han visto obligadas a renunciar a esas actividades propias de ellas y al apoyo que repone el nivel de oxitocina y contrarresta la testosterona generada en el lugar de trabajo. Es irónico, pero ahora que las mujeres dependen menos de los hombres

—o que pueden prescindir de ellos—, es cuando los necesitan más que nunca. Tal vez ya no los necesiten para que las mantengan y las protejan tanto como en el pasado, pero si desean conservar una conexión sana entre el cuerpo y la mente, necesitan una nueva clase de apoyo del sexo contrario. Las mujeres necesitan que su pareja les ayude a producir mucha oxitocina.

Una nueva clase de romanticismo

Analicemos de nuevo el romanticismo, pero esta vez desde el punto de vista de un romanticismo que les da a las mujeres la oxitocina que necesitan. Recibir flores les produce oxitocina a las venusianas. Una mujer puede comprárselas ella misma, y debería hacerlo si no tiene a alguien que se las regale. Pero como es lógico, es más agradable recibirlas de un hombre. Ésta es la diferencia entre una actividad que produce oxitocina y otra que la produce en grandes cantidades. También define una palabra tan compleja como «romanticismo»: esas pequeñas expresiones de amor.

Quizá sea una gran noticia para el hombre de tu vida. Los hombres se imaginan el romanticismo como algo muy complicado que exige grandes atenciones. Para ellos es todo lo que hacían de novios para demostrarle a su chica su amor. Y aunque incluyeran pequeños detalles en la lista, como regalarle flores y bombones, seguramente se dedicaban más a sorprenderla organizando una fiesta el día de su cumpleaños, llevándola al teatro, o planeando minuciosamente la propuesta de matrimonio. Las mujeres se preguntan: ¿por qué mi pareja ya no tiene estos detalles conmigo? Pues bien, ¡en su mente ellos creen seguir teniéndolos! Un hombre concluye: «Ahora que me mato trabajando para mantener a mi mujer, ya no necesito tener los otros detalles de antes. Además, como es la que se encarga de hacer la compra, si quiere flores, ¿por qué no las compra mientras está en el supermercado?»

Si bien este razonamiento parece de lo más lógico, es un gran error. Muchos hombres no entienden que para las mujeres cuentan mucho los pequeños detalles que dicen «te quiero», porque para ellos no tienen sentido. Estos pequeños detalles estimulan la liberación de oxitocina en las mujeres y las hacen sentirse menos estresadas, pero no son la clase de cosas que relajan a los hombres.

Los hombres que quieran estimular la producción de mucha oxitocina en su mujer, deben olvidarse de la idea de que cuanto mayor sea el detalle, mejor. A ellos, sin embargo, les cuesta mucho cambiar de chip. Piensan: «Si la sorprendo con un gran detalle, recibiré un gran premio». Caballeros, recordad que para generarle un montón de oxitocina a una mujer, lo que importa no es el tamaño sino las veces. Si le regalas a tu pareja tres docenas de rosas, quizá pienses que te has ganado 36 puntos. Pero el sistema de puntuación de las venusianas es distinto. Te dan un punto por cada acto de amor, independientemente de lo grande o pequeño que sea. Recuérdalo bien: un punto por cada acto de amor. No es el tamaño sino la cantidad de veces lo que importa. Si quieres ganarte 36 puntos tienes que regalarle *una rosa… 36 veces.*

Para las venusianas cuenta más un montón de pequeños gestos de amor que un gran detalle.

El romanticismo no sólo es cosa de hombres. Las mujeres tampoco saben cómo ser románticas con ellos. Por ejemplo, un hombre puede llevar a su mujer a cenar a un restaurante y oírle hablar la mitad de la velada de que la comida deja mucho que desear. Para ella no es más que una conversación, y si estuviera cenando con una mujer hablar de este tema les produciría oxitocina a ambas. Pero a un hombre esta clase de conversaciones le parecen una queja. En una velada romántica, un hombre necesita escuchar mensajes de éxito, porque sentirse un triunfador estimula la producción de testosterona, la hormona que le relaja. Para él es tan importante como lo es para ella sentirse amada. Necesita oír que su mujer está disfrutando de la cena, porque así puede sentirse orgulloso y feliz de haberle ofrecido una maravillosa velada.

Otro error que las mujeres cometen con los hombres es que muchas esperan que su hombre lo haga todo, románticamente hablando, y cuando ellos lo intentan pero se quedan cortos, ellas se llevan un gran chasco y se lo demuestran. Las mujeres también deben ocuparse de la parte que les toca. En lugar de esperar que él lo adivine, ella debe decirle lo que le gustaría y *pedirle que se lo dé.* Es lo correcto. Para asegurarse de recibir toda la oxitocina que necesita, su tarea es saber lo que quiere y pedírselo. Y la de él, decirle que sí y dárselo.

Este escenario tiene un doble beneficio. Pedir lo que quiere y oír que lo recibirá, le da a una mujer una inyección de oxitocina durante los días en los que espera con ilusión el detalle romántico que ha pedido. Esta inyección de oxitocina compensa la testosterona que produce en el trabajo y hace que se sienta más feliz y relajada. Y cuando el día mágico llega, le produce un montón de oxitocina, porque el hombre al que ama ha hecho realidad su pequeño sueño. Y, como ya sabes, cuando una mujer es feliz, su pareja también lo es.

Para ser románticos, los hombres necesitan estar motivados, como en todo cuanto hacen. Para motivar a un hombre a que produzca un montón de oxitocina, una mujer no necesita aplaudirle efusivamente poniéndose en pie, basta con que aprecie lo que él hace por ella. El ambiente romántico se crea básicamente cuando él tiene los pequeños gestos de la época en que eran novios, y ella recrea a su vez el placer y el aprecio que sentía en aquellos tiempos.

Para entender lo que necesitamos hacer para reavivar la magia del amor, vamos a recordar cómo era el amor al principio de la relación.

Estimular las hormonas del amor y el deseo

Al principio de una relación de pareja no es necesario hacer nada para estimular las hormonas del amor y el deseo. La novedad de la relación ya estimula por sí sola estas deliciosas hormonas y nos motiva a actuar y responder de manera romántica. Hormonalmente hablando, cuando un chico conoce a una chica, aumenta su nivel de dopamina en el cerebro, y el aumento de testosterona que genera hace que se sienta atraído sexualmente por ella. La joven le responde a su vez produciendo una mayor cantidad de serotonina, que los motiva a dar libremente, lo cual estimula la liberación de un montón de oxitocina. ¡Ah, qué placer!

Pero la novedad del principio acaba desapareciendo. En cuanto el delicioso fulgor del noviazgo se ha apagado, para mantener viva la magia del amor son necesarias la comprensión mutua y unas buenas habilidades para relacionarse. Sin embargo, a las parejas les cuesta mantenerla, porque se acuerdan de que el romanticismo era algo automático al principio de la relación, y esperan que siempre sea así. Pero esto es imposible. La novedad que estimulaba la producción de dopamina ha desaparecido. Ahora debemos encontrar nuevas formas de producir hormonas del bienestar. Tenemos que hacer algo decididamente para generarlas.

La siguiente frase resume de un modo fácil de recordar un conocimiento fundamental: *Al igual que las hormonas estimulan las acciones y actitudes… las acciones y actitudes estimulan las hormonas.* Al repetir simplemente las acciones y respuestas románticas del principio de la relación, podemos volver a sentirnos románticos. Esta importante estrategia funciona de distinto modo en los hombres que en las mujeres.

Aunque él no se sienta romántico, si se esfuerza por serlo —dándole a ella un beso, un abrazo—, estos pequeños gestos subirán su nivel de testosterona y se sentirá de maravilla. Cuando una mujer procura ser romántica, su nivel de testosterona también sube. Pero con su nivel de oxitocina no sucede lo mismo. A decir verdad, siempre que una mujer insiste en tomar la iniciativa, suele acabar sintiéndose utilizada y resentida.

Por eso las mujeres deben seguir otro método. Para ella, la mejor forma de aumentar sus sentimientos románticos en una relación es centrándose en la actitud que toma y no en sus acciones. Al intentar ser más cariñosas con su pareja, su producción de oxitocina aumenta y su estrés disminuye. Tomarse tiempo para reflexionar en lo que él le da y valorarlo, la ayuda a sentirse más relajada y, además, estimula a su hombre a hacer más cosas por ella.

A algunas personas este concepto de generar hormonas del romanticismo actuando y respondiendo románticamente les parece raro. Creen que el romanticismo debe ser espontáneo y no algo planeado. Piensan así porque al principio de la relación era espontáneo. Pero en cuanto la espontaneidad del romanticismo desaparece, no regresa a no ser que hagamos algo para reavivarlo. Por suerte, hay muchas cosas que podemos hacer, pero ya no son espontáneas. Veamos un ejemplo.

Al principio de una relación, como las hormonas se liberan de manera automática, el hombre crea espontáneamente un plan para complacer a su pareja. Pero cuando las hormonas dejan de liberarse automáticamente, a él ya no le apetece planear una velada romántica. Le resulta mucho más fácil esperar a que llegue el fin de semana y preguntarle a su mujer qué le gustaría hacer. Aunque este hombre parezca cariñoso, al menos él cree serlo, en realidad es muy pasivo y esta actitud acaba destruyendo la magia del amor en una relación. Planear momentos especiales juntos es un ingrediente importante del romanticismo. Nuestra meta es... un hombre con un plan, y una mujer con una sonrisa.

Para que un marido se convierta en un hombre con un plan necesita un montón de testosterona. Y para que se dibuje una sonrisa en el rostro de una mujer, ésta necesita un montón de oxitocina. Pero, como he señalado al principio del capítulo, «¡primero las damas!»: cuando la meta es recuperar el romanticismo, los sentimientos de ella son lo que más importa. Si un hombre supera los obstáculos para crear un plan —cansancio, apatía, decepciones pasadas— y lo lleva a cabo, verá a su mujer sonreír. Su estrés también desaparecerá. ¡Sí, planear veladas románticas produce testosterona y relaja!

Los hombres deberían considerarlo una obligación conyugal. Piensa en ello: en la oficina, un hombre hace sin pensárselo dos veces tareas que no le «apetecen» porque forman parte de su trabajo. Se dice: «No me apetece, pero como es necesario, me alegro de hacerlo». En su relación de pareja debería aplicar el mismo razonamiento. Si quiere mantener viva la magia del amor y la atracción, debe hacer ciertas cosas que se ha demostrado que funcionan, aunque al principio no le apetezcan.

Las mujeres también tienen que salvar la barrera de la apatía. Si una mujer está estresada y anda corta de oxitocina, quizá tampoco le apetezca una velada romántica con su pareja. Pero si deja que su hombre la planee, descubrirá que empieza a relajarse y a sentirse feliz. Al dejar que él cuide de ella en lugar de ser a la inversa, su nivel de oxitocina va subiendo poco a poco y vuelve a sonreír.

¡A las mujeres les encanta un hombre con un plan, y a los hombres una mujer con una sonrisa!

Quizá no le guste la película o el restaurante que él elige, pero sin duda le encantará que su compañero haya decidido planear una velada romántica y que intente satisfacer sus necesidades.

Lo que los hombres y las mujeres debemos tener en cuenta es que sin querer nos resistimos a lo que en el pasado hacíamos automáticamente para crear un ambiente romántico en la relación.

1. Nuestra resistencia a compartir

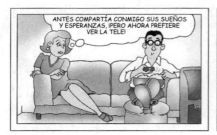

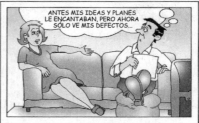

2. Nuestra resistencia al sexo

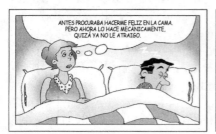

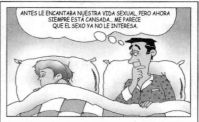

3. Nuestra resistencia a necesitarnos mutuamente

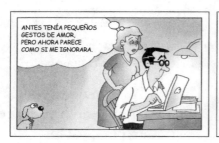

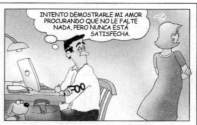

4. Nuestra resistencia a hablar

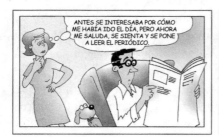

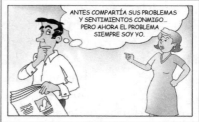

5. Nuestra resistencia a abrirnos

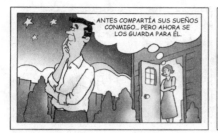
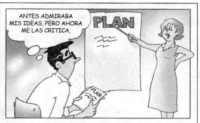

6. Nuestra resistencia a recibir ayuda

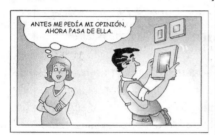
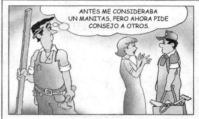

7. Nuestra resistencia a la pasión

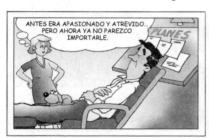
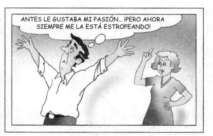

8. Nuestra resistencia al romanticismo

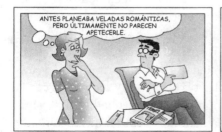
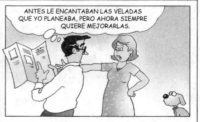

Las viñetas ilustran los efectos de un creciente estrés y la falta de una buena conexión entre el cuerpo y la mente. Con el paso de los años, a medida que la relación madura, los hombres y las mujeres que no producen suficientes hormonas antiestrés, al no poder relajarse actúan de un modo que sólo empeora las cosas. Los hombres se vuelven más pasivos y las mujeres más exigentes. Marte y Venus se distancian incluso más todavía.

¿Qué podemos hacer para recuperar los deliciosos sentimientos que surgían al principio de la relación de manera automática? Podemos enseñarnos a recibir lo que necesitamos.

Un amor y pasión duraderos

Quizá parezca que la solución más sencilla para las parejas estresadas sea recordar lo que les funcionaba al principio de la relación y volver a ponerlo en práctica. Si en el pasado los hacía felices, seguramente también lo hará ahora.

Pero por desgracia no es así. Crear un ambiente romántico es como meterte en la bañera. Si el agua está caliente, puedes cerrar el grifo y disfrutar del baño. Pero si el agua está fría, cerrar el grifo no te hará sentir mejor. Una nueva relación es como darte un baño con agua que al principio está caliente, pero que con el tiempo se va enfriando. Para mantener viva la magia del amor hay que cambiar sutilmente nuestro modo de pensar y hacer unos sencillos cambios en cómo nos relacionamos con nuestra pareja.

En cuanto la novedad se ha esfumado, debemos encontrar una nueva forma de calentar el corazón y reavivar la magia del amor.

Hace años, cuando no disponíamos de los conocimientos científicos hormonales actuales ni sabíamos que los hombres y las mujeres se relacionan con el otro sexo de distinto modo, yo sólo podía indicarle a la gente lo que podía decir y hacer para mejorar su relación de pareja. Me basaba en mis propias experiencias y descubrimientos, y mis consejos les funcionaban a mis miles de pacientes y lectores. Pero la información hormonal de la que ahora disponemos ha hecho posible una gran diferencia en nuestra vida. Ahora he empezado a entender muchas cosas que antes no entendía. Las diferencias en nuestras necesidades hormonales han permitido hacer muchos descubrimientos que han ayudado a explicar los numerosos misterios del sexo opuesto. Quizás a los hombres les lleve toda una vida entender del todo a las mujeres, y viceversa, pero este nuevo conocimiento nos permitirá acercarnos mucho más deprisa. Si somos pacientes, iremos entendiendo poco a poco las razones bioquímicas de por qué nuestra pareja actúa y reacciona como lo hace.

Este conocimiento nos da una nueva perspectiva. Lo que antes nos irritaba de nuestra pareja, puede ahora parecernos adorablemente gracioso. Los problemas que antes nos tocaban la moral y nos herían, podemos ahora verlos como simples palabras o gestos que interpretamos mal. En lugar de sentirnos frustrados o impotentes en nuestros intentos para comunicar nuestro amor y nuestras necesidades al sexo opuesto, vemos que en los años futuros aprenderemos a hacerlo con mayor claridad y franqueza.

Antes de profundizar más en cómo aplicar nuestro nuevo conocimiento de la conexión entre el cuerpo y la mente para mejorar nuestras relaciones, me gustaría compartir un pequeño ejemplo de cómo mi conocimiento hormonal de los marcianos y las venusianas me ayuda a relacionarme mejor con Bonnie, mi mujer:

Hace poco, Bonnie mencionó casualmente que al día siguiente iba a cortarse y teñirse el pelo. Si yo no entendiera a las mujeres y sus necesidades hormonales, me habría preguntado por qué me lo decía. Un pensamiento puramente marciano sería: «¿Y a mí qué me importa si se corta el pelo?»

Pero ahora sé por qué me lo dijo y por qué debo tener en cuenta su comentario. Me dijo que iba a cortarse el pelo para que yo lo notara y le comentara si me gustaba su nuevo *look*, algo que hice al día siguiente. Pero antes ni me habría enterado; he tenido que aprenderlo. A los hombres raras veces les importa si sus amigos marcianos advierten su nuevo corte de pelo, y sin duda no le preguntan a nadie si se ha dado cuenta. Créame, es muy raro que salga de la boca de un marciano: «¿Te gusta mi corte de pelo?» y «¿Cómo me sienta este nuevo color de pelo?» Pero las venusianas son muy distintas: para ellas los cortes de pelo, los tintes, el maquillaje, la ropa, las rebajas, los zapatos y los accesorios son temas importantes de los que les encanta hablar.

Como ahora entiendo un poco más a las venusianas, sé que las mujeres están dando pistas a los hombres todo el tiempo para que las ayuden a proporcionarles lo que necesitan. Si una mujer se tiñe el pelo o se pone un vestido nuevo, te está diciendo sutilmente: «Fíjate en mí». Si una mujer tiene que preguntarle a su hombre: «¿Qué te parece mi peinado?» porque no ha reparado en él, la actitud de su pareja no le produce a ella oxitocina. Por más guapa que le diga que está, no creará la cálida sensación de cuando un hombre advierte un cambio en su pareja y la elogia por él. ¡No dejes que tu venusiana te lo tenga que preguntar! Abre bien los ojos y aguza los oídos para pillar las pistas que te da.

Recuerda: «¡primero las damas!». La misión de un hombre es ser más feliz haciendo más feliz a su mujer. La calidez que una venusiana siente cuando su hombre se fija en ella y la valora, es una señal para ambos de que está produciendo oxitocina y su estrés, bajando. Como a los hombres estos pequeños cumplidos no les producen el mismo efecto, no los valoran lo suficiente. Para entender la magnitud de estos pequeños actos, los hombres deberían imaginar cómo se sienten cuando alguien los alaba… ¡y multiplicarlo por diez! Y lo mismo ocurre cuando los ignoran. Por más mal que a él le siente, ¡debe saber que a una mujer le sienta diez veces peor!

Pero, como siempre, las mujeres tienen un papel en este dúo. Como a ellas la testosterona no les reduce el estrés, instintivamente no entienden que para un hombre cuenta mucho si su pareja valora lo que él hace, ¡o que sólo se fije en lo que no ha hecho! Si ella pasa por alto el error que su hombre comete, él quizá no diga nada, pero sin duda lo advertirá. En este caso hay que volver a aplicar la regla de multiplicarlo todo por 10: el placer que a él esto le produce es como mínimo 10 veces mayor que el de ella, porque necesita la testosterona mucho más que su compañera. Y también sufre 10 veces más que ella cuando recibe mensajes de crítica. Esto explica por qué un hombre suele resistirse a las sugerencias de una mujer de cómo hacer algo. Interpreta los intentos de ella por cambiarlo o mejorarlo como una falta de confianza o de aprecio.

Las mujeres deben comprender que si un hombre no nota su nuevo corte de pelo es porque no sabe lo importantes que son los actos que producen oxitocina, o porque está tan estresado que lo ha olvidado. En ambos casos no lo hace aposta, y guardarle rencor por ello es una pérdida de energía. No puedes hacer que un hombre sea más como una mujer. Ellas son distintas bioquímicamente de ellos. Y saberlo ayuda a las mujeres a no tomarse las cosas tan a pecho.

A las mujeres les encanta que las alaben, y a los hombres que los aprecien por lo que hacen.

Pero esto no significa que una mujer haya de renunciar a sus necesidades. Debe tener amigas que adviertan su nuevo corte de pelo y le digan lo guapa que está. También debe procurarse suficientes productores de oxitocina en grandes cantidades para que su provisión de hormonas del bienestar esté a tope. Las mujeres que se aseguran de que las otras parcelas de su vida las llenen un 90 por ciento —dejando que su marido las llene el 10 por ciento restante— descubren que son felices. Y a menudo se sorprenden al ver que su felicidad lo transforma a él en un compañero mucho más atento y solidario. No sucede como por acto de magia, sino por nuestras deliciosas hormonas que actúan e interactúan sobre la conexión cuerpo-mente.

La felicidad es cosa de dos. Cuando yo me siento bien, mi mujer florece ante mis ojos. Y cuando ella se siente bien, me resulta más fácil prestarle la atención y el apoyo que tanto agradece de mí. Cuanto mejor nos sentimos los dos, mejor es nuestra relación. Enamorarnos hace años fue maravilloso, pero sólo nos permitió vislumbrar lo que era posible en la relación. Manifestar plenamente esta visión lleva toda una vida.

Las hormonas son las que crean nuestras diferencias

Espero que ahora veas con claridad que si le das a tu pareja lo que a ti te gustaría recibir, no te funcionará. Los hombres y las mujeres somos iguales en muchos niveles: todos queremos estar sanos y salvos, ser felices, triunfar en la vida y ser amados. Pero para sentirnos así, puede que un hombre necesite unas cosas y una mujer otras muy distintas, debido a nuestras diferencias hormonales.

Veamos un par de ejemplos:

Logros: a un hombre le atrae y vigoriza todo aquello que le hace sentirse exitoso y que, por lo tanto, le aumenta la testosterona. Las mujeres también quieren ser respetadas por sus acciones y logros, pero el reconocimiento de los demás apenas les reduce el estrés. Las mujeres a menudo se preguntan por qué a los hombres les gusta tanto ponerse medallas. Simplemente es porque les produce testosterona. Para las mujeres no es tan importante como lo es para ellos, porque la testosterona no las relaja. Pero cuando un hombre le da a su venusiana el apoyo que necesita para triunfar, sobre todo sin tener que pedírselo, el nivel de oxitocina de la mujer aumenta, y ella agradecida responde con cariño y aprecio.

Ayuda: a los hombres no les gusta que les ofrezcan ayuda a no ser que la pidan. Ofrecerle ayuda a un marciano con un problema puede implicar creer que no puede resolverlo solo. La autoestima de un hombre se basa en lo que él puede hacer, porque es el éxito de sus acciones y la sabiduría de sus decisiones lo que aumenta su nivel de testosterona. Recibir ayuda le genera oxitocina, pero esta hormona no le ayuda a sentirse menos estresado. Las mujeres, por el contrario, están mucho más dispuestas a pedir ayuda, y la oxitocina que producen al recibirla las relaja.

> **Darle a nuestra pareja lo que a nosotros nos gustaría recibir suele ser lo contrario de lo que necesita.**

Cuando alguien se ofrece para ayudarlas, esbozan una gran sonrisa. Para las venusianas la calidad de las relaciones cuenta mucho más que el éxito que tengan en la vida. Desde el punto de vista hormonal, para una mujer es mucho más importante la oxitocina que produce cuando hace cosas con otras personas que la testosterona que genera al hacerlas sola.

¿Has oído decir que los hombres nunca preguntan el camino para ir a un lugar? ¿O que siempre aplazan la visita al médico? Las diferencias hormonales explican estos comportamientos a la perfección.

Cuando en mis seminarios les pregunto a los hombres si se detienen para preguntar una dirección, la mayoría me responden que sí. Sus mujeres sueltan entonces una risa burlona porque no se lo creen. Pero es verdad que lo hacen, ¡cuando su mujer no está a la vista! Cuando él conduce, ella nota que su marido necesita ayuda mucho antes que él lo perciba. Con lo cual aumenta en él la necesidad de demostrarle a su mujer que no se ha perdido.

Con pedir ayuda sucede tres cuartos de lo mismo. Un hombre pide ayuda médica, o de otro tipo, sólo después de haber hecho todo lo posible por apañárselas solito. Cuando pedir ayuda es la única solución que le queda, hacerlo le produce testosterona, porque es su forma de resolver el problema. Los hombres tardan más en pedir ayuda que las mujeres.

Cómo reavivar la magia del amor

Con estas comparaciones y contrastes como telón de fondo, me gustaría seguir hablando de cómo podemos aplicar nuestro conocimiento hormonal y nuestra mayor habilidad para relacionarnos con el otro sexo a fin de volver a sentir el amor del principio de la relación. Lo cual nos lleva de nuevo a «¡primero las damas!»

Cuando un hombre decide comportarse de forma romántica aunque no se sienta motivado a ello, está estimulando las hormonas adecuadas para el amor. Y una mujer al decidir responder como al principio de la relación, vuelve a sentir deseo. Es el viejo dicho que reza: *Fake it until you make it* (Finge hasta que lo sientas de verdad). Pero en realidad no estamos fingiendo. Simplemente actuamos o expresamos nuestros sentimientos para sentir con más plenitud el amor que hay en nuestro corazón.

La cuestión es que es el hombre el que debe actuar primero para que su pareja pueda decidir responderle con una actitud positiva y de aprecio. Si él no toma la iniciativa —o si su mujer es la única que ha leído este libro—, ella tendrá que pedirle lo que quiere. Cuando él le responda, ella podrá también responderle.

Si a una mujer le cuesta pedírselo, puede empezar el proceso escribiendo en su diario cada día durante una semana aquello que más le gusta de lo que su pareja le da. Si no se le ocurren de 10 a 20 cosas fácilmente, debe escribir primero todo lo que no le gusta de su vida. Tras hacerlo durante 10 minutos, sabrá mejor lo que le gusta y podrá pedirle a su hombre más cosas de este tipo sin ningún problema.

Uno de los mayores obstáculos para una relación duradera es cuando la mujer siente varios deseos y necesidades, pero no los comparte con su pareja. Esta falta de conexión es peligrosa en una relación. Si una mujer no le pide a su hombre lo que quiere, él supone que ya está recibiendo lo que necesita.

Para evitar este malentendido, un hombre necesita oír de su mujer peticiones claras, afables y breves. Y cuando él se las conceda, ella puede darle la clase de apoyo que le brindaba al principio de la relación. Así le ayudará a ser romántico y a estar más conectado a ella, y de paso su mujer recibirá la clase de atención que le cuesta tanto pedir. Si su marido no demuestra ningún interés en darle lo que pide, ella debe intentarlo de nuevo al cabo de varios días como si se lo pidiera por primera vez. De este modo ella no se sentirá como si le estuviera dando la lata, y a él esta actitud le resultará de paso más agradable.

Los hombres necesitan oír peticiones claras, afables y directas en lugar de quejas.

Si una mujer se queja de no estar recibiendo lo que pide, su hombre no sentirá el deseo de ser romántico. A un marciano le es casi imposible ser romántico cuando su pareja se queja de que no hace lo suficiente por ella. Recuerda que es el éxito —y no el fracaso— el que estimula los niveles de testosterona. En vez de echarle en cara sus errores o corregirle, una mujer puede apreciar incluso los pequeños detalles que él tiene con ella como en el pasado. Créeme, esta táctica te reportará un montón de beneficios.

Los siguientes ejemplos ilustran cómo las mujeres pueden pedirle a su compañero un poco de romanticismo en su vida. Haz la prueba, pero recuerda siempre que debes mostrar aprecio por lo que él hace por ti en lugar de fijarte en lo que no estás recibiendo:

- «Van a dar un concierto fabuloso. ¿Te importaría comprar las entradas y organizar la velada?»

- «Nos han invitado a una fiesta. Ya sé que las fiestas no son santo de tu devoción, pero ¿te importaría acompañarme como mi fabulosa pareja?»

- «He tenido un día muy estresante. ¿Qué te parece si reservas una mesa y me llevas a cenar?»

- «Hoy me he teñido el pelo. ¿Lo has notado? Me encanta como me queda. ¿Qué te parece?»

- «He comprado las entradas para una obra de teatro estupenda. ¿Te va bien anotarlo en la agenda y venir conmigo a verla?»

- «¿Cómo estoy? Ya sé que siempre piensas que soy muy guapa, pero me gusta oírtelo decir.»

- «Este fin de semana han dicho que hará un tiempo estupendo. ¿Te apetece llevarme con el coche a la playa el sábado? Yo prepararé un picnic para los dos.»

- «Estoy reventada. ¿Podrías lavar tú los platos esta noche?»

- «Por fin tengo un hueco para limpiar el garaje. ¿Te importaría ayudarme este fin de semana a hacerlo?»

- «A veces echo de menos oírte decir que me quieres. Ya sé que me amas, pero me gusta que me lo digas. ¿Podrías decírmelo de vez en cuando?»

Como puedes ver, cada petición es directa, breve y positiva. No contiene una queja ni saca a relucir un antiguo error de él para justificar lo que ella le pide. Al ser breve, a él le es más fácil actuar y darle a su compañera la respuesta que espera.

Cuando las venusianas y los marcianos toman el camino de la felicidad mutua de «¡primero las damas!» y se ponen de acuerdo para disfrutar de algunas actividades románticas que solían hacer, descubren que son capaces de renovar constantemente sus buenos sentimientos y mantener viva la chispa que los unió. Y esto es posible gracias a su mayor conocimiento de los cambios sencillos y sutiles que pueden hacer para estimular las hormonas del bienestar que disminuyen el estrés.

En el siguiente capítulo hablaré de cómo los marcianos y las venusianas se intercambian los roles (¡qué horror!). De cómo las parejas pueden relacionarse afectuosamente cuando hombres y mujeres se descubren haciendo el papel del otro.

5

¡¡INTERCAMBIO DE PAPELES ENTRE VENUSIANAS Y MARCIANOS!!

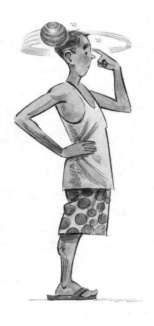
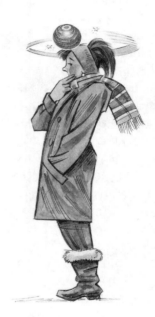

EL INTERCAMBIO DE ROLES PROVIENE DE UNA RELACIÓN QUE HA PERDIDO EL EQUILIBRIO.

Si bien la mayoría de hombres y mujeres se identifican con la caracterización de los marcianos como un témpano de hielo y las venusianas al rojo vivo, algunos no encajan en ella. Ahora que un creciente número de mujeres son recompensadas en el trabajo por pensar y actuar como un hombre, es cada vez más común que algunas se pregunten de qué planeta son realmente. ¡Y también empiezan a preguntarse lo mismo de su marido!

Una mujer con demasiada testosterona y con casi nada de oxitocina empieza a sentir que es ella la que proviene de Marte y que en el certificado de nacimiento de su marido debe de poner que él es de Venus. Según mi experiencia, un análisis más profundo siempre revela la verdad: que ella es de Venus y él de Marte, y que el intercambio de papeles no es más que una señal de que su relación ha perdido el equilibrio. Pero a simple vista parece que el intercambio de roles sea real. Por eso hablo de ello en este capítulo.

A medida que las mujeres cargan con responsabilidades que en el pasado eran patrimonio de los hombres, ellos desarrollan más su lado venusiano de manera automática, con unos resultados poco aconsejables. Las mujeres que desarrollan su aspecto masculino en exceso, se sienten agobiadas por las obligaciones que generan demasiada testosterona y demasiada poca oxitocina, y los hombres que desarrollan demasiado su lado femenino se vuelven más pasivos y necesitados, y producen menos testosterona. Muchas veces la comunicación entre ambos se pierde y la llama del amor se apaga.

¿El cambio de roles significa que la mujer de Marte deja de ir de compras o de desear hablar de sus problemas? No. Como ya he dicho, en el fondo sigue siendo de Venus. Cuando no están en el trabajo, estas mujeres de Marte siguen actuando en su tiempo libre como venusianas. Pero al regresar a su hogar por la noche se meten en la cueva, ¡y de pronto es a él a quien le apetece mucho más hablar que a ella!

¿Qué causa el intercambio de roles?

En algunos casos, el intercambio de roles es una conducta que viene de la infancia. Si una niña crece en una familia sintiéndose ridiculizada o ignorada, aprenderá a reprimir su lado femenino. De igual modo, si un chico crece en una familia en la que la masculinidad es destructiva, al faltarle un modelo de conducta masculino positivo se sentirá más unido a su madre y se volverá menos masculino, o se irá al otro extremo y se volverá más machista. Yo lo llamo el lado oscuro de los marcianos.

Pero muchas veces el intercambio de roles viene de una relación que ha perdido el equilibrio. Como siempre, las hormonas desempeñan un papel en ello. Cuando las venusianas se vuelven marcianas y viceversa, es porque en una pareja ninguno de los dos está haciendo lo necesario para liberar y reponer las sustancias bioquímicas que les permiten mantener una sana conexión entre el cuerpo y la mente.

Observemos el papel que tiene una mujer en el intercambio de roles porque, como ya se ha visto, su felicidad o su infelicidad influye siempre mucho más en su relación amorosa que la de él.

Cuando las mujeres se vuelven cavernícolas

Meterse en la cueva es uno de los signos más comunes y reveladores de que una mujer cree equivocadamente ser de Marte. Al volver a casa al final de la jornada, se retira a su cueva, y es *él* el que se queda plantado en la entrada intentando hacerla salir, porque —aunque parezca mentira— ¡él quiere hablar! Quizá creas que a ella le gusta que un hombre haga esto, pero no es así en absoluto. No quiere hablar ni tampoco escuchar. Quiere estar sola.

¿Por qué ella no quiere compartir sus sentimientos con su pareja? Porque cuando le habla, ve que él no la escucha. Al no poder compartir sus sentimientos ni ser escuchada, afronta su frustración dejando de comunicarse. **Las mujeres dejan de hablar cuando no confían en que las escucharán de verdad.** Se ha desconectado de su necesidad natural de producir oxitocina. Se ha vuelto una marciana. Y su hombre reacciona adoptando el papel de una venusiana.

Recuerda que sentirse escuchada es lo que libera oxitocina en una mujer y la relaja. Cuando ha perdido el equilibrio y se comporta como una marciana, está convencida de que su hombre no la escuchará y cree que no vale la pena compartir sus sentimientos con él. Hasta puede pensar que compartirlos es una pérdida de tiempo. Esto no le pasa porque sea de Marte, sino porque es una venusiana bloqueada. Como ni siquiera sabe que necesita que la escuchen, no intenta que su pareja lo haga. En su lugar se aísla y se siente cada vez más agobiada por su trabajo y el estrés.

¿Ha dejado de amar a su pareja? No. Pero no está recibiendo lo que quiere y necesita, y detesta la reacción de su compañero. Además, él parece haberse olvidado de cómo producir testosterona de una manera sana, porque ha dejado de meterse en su cueva. Todo cuanto hace es jactarse de sus logros, o quejarse de la porquería de día que ha tenido. Pero a ella esto no la ayuda para nada a deshacerse de su estrés y, créeme, está muy estresada.

Cuando los marcianos están que arden y las venusianas se muestran como un témpano de hielo es que las cosas no van bien en esa relación, y muchas veces si intentan mejorarlas aún las empeoran más. Pero la buena noticia es que es posible corregir el intercambio de roles y hacer que la relación recupere el equilibrio. En este capítulo hablaré del poder de volver a **hablar, dar y complacer** de forma adecuada para cada sexo. Al mantener sutilmente de nuevo unas interacciones sanas en este aspecto, descubrimos que ambas partes vuelven a producir hormonas del bienestar. También vuelven a tener expectativas razonables sobre su pareja y su relación. Las mujeres regresan a Venus y los hombres a Marte.

Pero antes de hablar de las soluciones, analizaré un poco este problema desde el punto de vista masculino.

Cuando los hombres hablan demasiado

¿Y a los hombres qué les pasa? ¿Por qué no se meten en la cueva para estar un rato a solas? Y, lo más importante, ¿por qué son sus mujeres las que lo hacen?

Según mi experiencia, estos hombres están necesitados, y es su necesidad la que empuja a sus parejas a alejarse de ellos. Son hombres que se encargan de muchas tareas de la casa porque su mujer está ocupada, pero a ellos esto no les gusta. Se vuelven quisquillosos, exigentes, y tan inseguros que actúan intentando impresionar a los demás. Cuando un hombre de este tipo habla, no comparte sólo sus sentimientos, sino que, además, o bien intenta ponerse medallas jactándose,

> **Los hombres hablan para jactarse, autojustificarse o afrontar una situación, pero eso empeora las cosas.**

o bien dar pena quejándose. Pero no entiende que a ella esta actitud le revienta.

Antes de proseguir quiero aclarar una idea falsa muy extendida. Ser de Marte no significa que no hables. En el mundo laboral, los hombres suelen hablar mucho más que las mujeres, ya que muestran su dominio y autoridad hablando. Cuando al volver a casa un hombre habla más que su mujer, normalmente no lo hace para compartir sus sentimientos: lo hace para demostrar que tiene razón en algo. Para sentirse menos estresado, sería mejor que se retirara a su cueva un rato y que aprendiera a olvidarse de sus problemas al menos por un tiempo en vez de quejarse de ellos. Pero se enrolla como una persiana.

Todos los hombres parlanchines tienen una mujer que no habla. El intercambio de roles es un mecanismo de defensa desencadenado por la falta de equilibrio en una pareja. En algún momento él se ha sentido animado a hablar de sus problemas, y ella ha perdido el deseo de hablar de los suyos. Como él nota que cuando habla su mujer se aleja, aún habla más para intentar que participe en la conversación. Pero a ella esto la irrita y se aleja más todavía.

Para encontrar el equilibrio, un hombre venusiano debe hacer un examen de conciencia y meterse en la cueva un rato para relajarse. Si necesita hablar más, debe hacerlo… pero con sus amigos. Con su pareja debe ser él el que escuche.

Su mujer no debe ser su caja de resonancia por una buena razón. Al final de la jornada, ella tiene muy poco que darle. Necesita deshacerse él solito de su estrés, y luego ofrecer su apoyo a su compañera de manera que haya una diferencia hormonal. Una buena regla que los hombres deben recordar en una relación personal es: *no hables nunca más que tu mujer.* Un hombre que intente evitar

> **Una buena regla que un hombre debe recordar es no hablar más que su mujer.**

o corregir un intercambio de roles, debe dedicar un tiempo a hacer diversas cosas que a ella le produzcan oxitocina. Como ya se ha visto en los capítulos anteriores, esto, además de ayudarla a ella, le hace sentir bien a él. Y sentirse bien es el primer paso para que ambos asuman de nuevo los papeles que les corresponden.

Después de tratar a miles de parejas, he visto que el intercambio de roles es mucho más común en las parejas que llevan mucho tiempo con problemas, y que cuanto más años hace que están juntos, más se da. Pero para corregir esta situación no es necesario seguir una terapia o una terapia de pareja durante años. Las partes implicadas sólo necesitan aprender a relacionarse de una forma más sana. Al mismo tiempo, deben entender por qué, al cambiar su modo de relacionarse, mejora la base bioquímica de su relación. A partir de ahí es cuestión de practicarlo una y otra vez. Al principio algunas de las correcciones parecen artificiales e incluso forzadas. Pero con el tiempo, a base de repetirlas, les saldrán como algo totalmente natural, porque estas técnicas mantienen un armonioso equilibrio con los distintos efectos de las hormonas masculinas y femeninas.

Hablar, dar y complacer

A continuación crearé el marco para entender los tres elementos de una interacción más sana: hablar, dar y complacer. Cada uno es fundamental para mantener una buena relación de pareja, y también un área proclive a crear problemas que generan y perpetúan el intercambio de roles. Debemos asegurarnos de que en estas interacciones tanto los hombres como las mujeres desempeñen las partes específicas de su sexo, sobre todo cuando los planetas han intercambiado las órbitas.

Antes de proseguir, me gustaría aclarar que no estoy intentando echar por tierra décadas de progreso social. Respetar las tendencias de los sexos no implica que las mujeres no puedan ser unas manitas en el hogar, o que los hombres no puedan cocinar o quedarse en casa cuidando de los hijos. Sólo significa que, para afrontar las situaciones estresantes de la vida cotidiana, deben dar los pasos necesarios para estimular las hormonas antiestrés de su sexo.

> **Respetar las tendencias de los sexos no implica que una mujer no sepa usar una llave inglesa y que un hombre no deba cocinar.**

También me gustaría recordarte algo: cuanto más adopta una mujer el papel de un hombre en el trabajo, menos oxitocina produce. Y cuanto más adopta un hombre el papel de una mujer, menos testosterona crea. Ahora ya lo sabes de sobras, y también que las mujeres reponen su provisión de oxitocina dando amor y/o recibiendo apoyo por el amor que dan. Y que los hombres reponen su provisión de testosterona metiéndose en la cueva (espero que a diario, pero sólo por un tiempo). Todo esto funciona la mar de bien incluso cuando la pareja desempeña unos roles que no son los tradicionales.

Veamos, por ejemplo, el caso de David y Beth. David es un padre que se ocupa de sus hijos mientras su mujer, quiropráctica profesional, es el principal sostén económico de la familia. Hoy en día existen en nuestro país muchas variaciones de este tipo de familia. David, al ser amo de casa, se sentiría reventado si no se reservara un tiempo para ir al gimnasio, montar en bicicleta o hacer deporte. Hacer ejercicio es su forma de expresar su masculinidad y de reponer sus niveles de testosterona.

Beth, la mujer de David, le anima a salir y a hacer lo que le gusta porque sabe que él necesita equilibrar su papel de amo de casa con actividades que liberen un montón de testosterona. Pero si ve que David, que se pasa el día sacando su lado femenino, quiere hablar cuando ella vuelve a casa, le disuade sabiamente. Le dice algo que quizá parezca extraño, pero lo hace para que se respeten las diferencias entre los sexos en el hogar. Le dice que hable con los amigos y que, cuando se sienta mejor, vuelva a casa ¡y la escuche a ella!

Beth también recurre a sus amigas para recibir el apoyo femenino que necesita para producir oxitocina. Además, se reserva un tiempo para pasar un rato romántico con David, y otro para que él escuche sus sentimientos. Quizás el modo de actuar de Beth parezca egoísta, pero es una mujer muy lista. Sabe que este método satisface su necesidad de oxitocina, y la de David de testosterona.

Recuerda que cuando las cosas se desbarajustan, es porque la mujer ha producido tanta testosterona en el trabajo que no es consciente de que no se siente escuchada. A menudo vive con un hombre que no sabe escuchar. Tanto si es porque le gusta oírse a sí mismo hablar o porque siempre está ofreciendo soluciones, el resultado es el mismo: la mujer se cierra en banda. La venusiana se ha vuelto un témpano de hielo cuando en realidad debería estar que arde. Se descubre haciendo lo mismo que los habitantes del planeta rojo: matando el tiempo en la cueva.

Pero la cueva de una venusiana no es como la de un marciano. La cueva de un hombre es para hacer frente al mundo exterior. En cambio, la cueva de una venusiana es para aislarse de una persona: su compañero. ¿Por qué necesita excluirlo? Porque para ella él no es más que una persona que no le da nada y que le quita mucha energía. Ella se ha pasado todo el día dando a los demás y ya no le queda nada más por dar.

Para ella no tiene sentido hablar o compartir sus sentimientos con su pareja. Al no saber que hablando y compartiendo sus emociones se sentirá más relajada, siente incluso un mayor deseo de sacar su lado masculino, el que quiere resolver los problemas. Como tiene muchas cosas que hacer, hablar le parece una pérdida de tiempo. Esto le pasa porque no sabe lo relajadas que las mujeres se sienten cuando alguien las escucha de verdad.

Espero que estés viendo dos cosas: la primera, que David y Beth, con su modo de actuar tan poco tradicional, y que sin embargo tiene muy en cuenta las diferencias entre los sexos, han conseguido evitar todos los conflictos que acabo de describir. Y la segunda, que la principal causa del intercambio de papeles en una pareja es el estrés acumulado.

Cuando entre un hombre y una mujer reina un ambiente tenso, él se vuelve un marciano que está que arde y ella una venusiana que es un témpano de hielo. Este intercambio de papeles suele darse porque él no ha aprendido a manejar sus frustraciones olvidándose por un tiempo de ellas. Así es como los hombres hacen frente al estrés. Si él no sabe desconectar de sus problemas, sentirá la compulsión de hablar de ellos, con lo que abandonará su papel de marciano. Pero aunque hablar le sienta bien, apenas le ayudará a relajarse.

Ella, por otro lado, tampoco ha aprendido a sentir y expresar totalmente lo que experimenta en su interior. Entierra sus sentimientos y se siente obligada a hacer siempre más cosas. Incapaz de relajarse, está cada vez más agobiada, y no tiene tiempo, o está demasiado reventada, para hablar de sus sentimientos. Poco a poco se va volviendo más como un hombre y se desconecta aún más de su lado más tierno, su lado femenino. Los cambios acaecidos en su mente crean cambios en el cuerpo: estas mujeres marcianas suelen empezar a sufrir una deficiencia hormonal que se manifiesta por medio de una creciente dificultad para conciliar el sueño por la noche y de síntomas del síndrome premenstrual (SPM).

Curiosamente, la solución para un intercambio de roles en una pareja es exactamente la misma que cuando las cosas son como deben ser y las venusianas están que arden y los marcianos son un témpano de hielo. Ella debe aprender a compartir sus sentimientos para que su compañero la escuche, y él aprender a dejar de interrumpirla y a escucharla de verdad mientras ella los comparte. Corregir el intercambio de papeles es como caminar por la cuerda floja: el equilibrio es fundamental. Intentas encontrar el punto de equilibrio balanceándote de izquierda a derecha. Cuando un hombre escucha a su compañera y procura entenderla —y una mujer comparte sus sentimientos y se siente más comprendida—, la pareja encuentra el equilibrio y vuelve a asumir los roles que le corresponden.

Cuando hombres y mujeres reciben lo que necesitan

Según mi propia experiencia, todo el mundo cree saber lo que necesita. Pero si no lo están recibiendo del todo, es en general porque se equivocan de lugar al buscarlo. Ya que si realmente supieran lo que necesitan, lo obtendrían fácilmente.

Cuando las parejas vienen a verme para que las oriente, siempre tienen en mente unas soluciones que no funcionarán. La mujer suele querer que su hombre hable cuando sus propias necesidades no se ven satisfechas, y el hombre quiere cambiar cómo ella se siente, cuando lo que debe hacer es cambiar de enfoque para que pueda apoyarla de verdad. Las mujeres quieren que su hombre cambie, cuando lo que necesitan cambiar es su forma de reaccionar ante las situaciones. Los hombres, por otro lado, quieren que su mujer responda sexualmente con más pasión, cuando lo que necesitan es ser más sensibles a las necesidades románticas de su compañera. Las mujeres quieren que los hombres se abran y compartan sus sentimientos, cuando lo que en realidad necesitan es abrirse ellas y compartir más lo que sienten. En este caso el hombre no necesita compartir más cosas, sino aprender a escuchar mejor a su compañera para que ella se sienta segura al abrirse.

Durante el resto del capítulo intentaré aclarar las ideas falsas que corren y orientar un poco a las parejas que quieren restablecer el equilibrio en su relación.

Una de las mejores formas de restablecer el equilibrio hormonal en una relación es, por supuesto, reavivando la magia del amor. Pero en una relación que ha perdido el equilibrio, los esfuerzos por reavivarla no hacen más que aumentar el estrés de la pareja. Sobre todo si cobijan la falsa idea de que lo que les funcionaba al principio de la relación volverá a funcionarles. Como se ha visto en el último capítulo, esto no es más que una falacia. En cuanto la novedad ha desaparecido, la magia del amor ya no se da automáticamente y hay que estimularla con el placer que ambos sienten al procurar que el otro se relaje. Porque si no te sientes bien, no puedes ser cariñoso con tu pareja.

¿Recuerdas que en el último capítulo animaba a los miembros de una pareja a obtener del mundo el 90 por ciento de lo que necesitaban, y el 10 por ciento restante del hombre o la mujer amada? Ahora te explicaré por qué: imagínate uno de esos maratones televisivos para recaudar fondos en los que aparece en la pantalla un marcador que señala el dinero que falta para llegar a la meta. A medida que el número de donantes crece, la línea roja del marcador va subiendo por la escala, desde el 10 por ciento al 20 por ciento, hasta llegar a la meta del ciento por ciento. Una vez que la novedad se ha esfumado, tu relación amorosa con tu pareja sólo puede hacer que el termómetro aumente 10 grados más: del 90 por ciento al ciento por ciento. Tus propios esfuerzos y elecciones, al margen de tu romántica pareja, son los que hacen que el termómetro suba hasta el 90 por ciento. Y las donaciones románticas de tu pareja son las que hacen que el termómetro aumente los 10 grados que le faltan para estar a tope.

> **El romanticismo corrige el intercambio de papeles, pero sólo si tú y tu pareja os sentís bien.**

Esta es la clave. Los marcianos y las venusianas vuelven a restablecer sus propias órbitas cuando ocurren una serie de cambios, empezando por el de *sentirse bien*.

Para que vuestro termómetro de la satisfacción suba y la relación esté equilibrada, tú y tu pareja debéis cultivar las parcelas de vuestra vida que no tienen que ver con el otro. Encontrad la novedad, la esperanza, los desafíos y el optimismo en otras áreas de vuestra vida. De este modo, el termómetro subirá hasta el 90 por ciento. En este punto es fácil que vuestra relación amorosa haga que el termómetro de la satisfacción suba los 10 grados que os faltan para sentiros bien al cien por cien. Es entonces solamente cuando podréis hacer los cambios para restablecer las órbitas de un marciano y una venusiana.

Corregir el rumbo

Cuando un avión despega y vuela con el piloto automático, es casi seguro que llegará a su destino. Sin embargo, aunque el rumbo que sigue parezca perfecto, no lo es. En algún momento, debido a los cambios en la velocidad del viento y a otros factores, se desvía de su ruta. Pero en general se dirige hacia la dirección correcta. Sólo es necesario hacer pequeños ajustes para que no se desvíe de su rumbo.

Una relación también se mantiene en equilibrio corrigiendo su rumbo. Lo mejor es adaptarnos a las diferencias del otro relacionadas con el sexo, sabiendo que lo que le funcionará a una venusiana seguramente no le funcionará a un marciano, y viceversa. Si los hombres y las mujeres no entienden las necesidades del otro, estarán ajustando y corrigiendo constantemente sus acciones y reacciones en vano. Si no entendemos nuestras diferencias, tenderemos a seguir nuestros instintos. Y nuestros instintos por desgracia nos alejan muchas veces de nuestro destino.

A decir verdad, la práctica ancestral de dejarnos llevar por nuestros instintos es peligrosa, sobre todo en las áreas de *hablar*, *dar* y *complacer* en una relación. En cada caso, creemos que conocemos el modus operandi del otro, pero seguramente no es así. Vamos a analizar estas áreas en el orden inverso para descubrir si podemos entender mejor a nuestra pareja.

Complaciéndose mutuamente

La pareja perfecta para un hombre es una mujer a la que puede complacer. En esta situación ideal, cuando vuelve a casa cada día, está seguro de que satisfará las expectativas y los deseos de su compañera.

Las mujeres suelen subvalorar el deseo de un hombre de hacerlas felices. No lo entienden, porque ellas tienen motivaciones muy distintas. Los dos quieren por supuesto ser felices juntos, pero la felicidad de una mujer depende sobre todo de las situaciones de dar y recibir amor que le producen oxitocina, mientras que la felicidad de un hombre depende principalmente de las situaciones generadoras de testosterona que marcan una diferencia en la vida de su pareja. Una mujer, al no ser varón ni necesitar 30 veces más testosterona que él para sentirse bien, no sabe lo que es ser un varón.

El deseo de un hombre de complacer a una mujer es mucho mayor que el deseo de ella de complacerle a él.

Comprender por qué un hombre le coge tanto cariño a su perro puede ayudar a las mujeres a entenderlos mejor. Pero antes de seguir con esta analogía quiero hacer una importante aclaración: sin duda, no se puede esperar que una mujer se comporte como una mascota. Pero en esta relación hay elementos que pueden esclarecer la naturaleza de los hombres y de sus afectos.

Un perro siempre se alegra de ver a su dueño, ¿verdad? Un hombre puede haber tenido un mal día en el trabajo, pero al volver a casa su perro le recibe meneando la cola y brincando de alegría. Su héroe ha vuelto a casa, y el entusiasta recibimiento perruno hace que él se sienta triunfante. Su nivel de testosterona sube como la espuma. Su estrés se evapora.

Este ejemplo de amor incondicional y de profundo aprecio de un perro hacia su dueño describe claramente cómo es el corazón de un hombre. Necesita sentirse apreciado.

Las mujeres tienden a pasar por alto o a subestimar lo importante que es para su marido que ella esté encantada con él. El deseo más profundo de un hombre es hacer feliz a su compañera, y el de una mujer encontrar una pareja que la haga feliz. Él quiere cautivarla, y ella que la cautiven. Un hombre no se pasa la vida buscando a alguien que le quiera, como hacen las mujeres, busca a alguien a quien amar con éxito. Por supuesto, le gusta que una mujer le ame, pero para él lo más importante es sentir que le da amor.

Las mujeres también subestiman el deseo de un hombre de protegerlas y mantenerlas a ellas y la familia. Muchas mujeres no valoran estos esfuerzos masculinos. Cuando un hombre intenta dar una vida mejor a su familia, las mujeres suelen creer que lo está haciendo por él. No ven que en el fondo de su corazón él lo hace para complacerla. Lo cierto es que mucho antes de que ella llegara a su vida, él ya estaba preparándose para mantenerla y complacerla. Ignoraba cómo se llamaba, pero sabía que un día encontraría a una mujer a la que amar.

Mientras que las mujeres esperan encontrar un día a su caballero de resplandeciente armadura, la vida de un hombre depende de ser ese caballero. Si bien a los hombres les cuesta expresarlo, es lo que sienten en el fondo de su corazón. La próxima vez que pongas la radio, escucha las canciones de amor. Casi todas las han escrito hombres.

La historia de las venusianas es otra muy distinta. Cuando una mujer vuelve a casa después de un día estresante en el trabajo, el que su esposo se alegre de verla no la hace necesariamente feliz. Por supuesto que se alegra de ello, pero la felicidad de él no la hace sentirse más relajada. Si ha tenido un día especialmente difícil, incluso puede irritarla verle de tan buen humor.

Recuerdo que muchas veces, cuando yo volvía a casa de un viaje sintiéndome de maravilla, a mi mujer le daba por contarme todos los problemas que había tenido mientras yo había estado fuera. Mi buen humor se esfumaba al oír los desastres ocurridos en mi ausencia. La alegría que yo sentía por estar de vuelta en casa no la hacía sentirse mejor. Al contrario, mi buen humor la incitaba a decir: «¡No sabes el montón de problemas que he tenido que resolver!»

> **Cuando una mujer es desdichada, la felicidad de un hombre la estresa aún más.**

Mi mujer estaba diciendo la verdad, y lo único que hacía era satisfacer su necesidad de desahogarse contándome que se había tenido que ocupar ella sola de la casa. Pero la cuestión es que mi felicidad no la hacía sentir mejor. No la ayudaba a relajarse. Los hombres producen testosterona, la hormona que los relaja, cuando la mujer de su vida es feliz, pero las mujeres son distintas.

No estoy insinuando que las mujeres sean más egoístas que los hombres, o que tanto les dé su compañero. Pero para ellas la felicidad de un hombre no es tan importante como para ellos lo es la de la mujer. No es una crítica. Simplemente es una diferencia hormonal importante sobre cómo los sexos hacen frente al estrés.

Toda esta charla sobre lo felices que se sienten los hombres cuando complacen a su compañera hace que la mayoría de mujeres piensen: «Si tanto quiere complacerme, ¿por qué no está más dispuesto a echarme una mano en casa?» La respuesta es muy sencilla. Quieren que ellas sean felices, pero también necesitan descansar al final de la jornada. No pueden evitarlo: los hombres están hechos así.

Dar: un regalo para los hombres, una trampa para las mujeres

Una de las mayores causas de trifulcas en una relación de pareja es apuntarse tantos. ¿Quién es el que hace más cosas? ¿Quién debe ganar más puntos? Nueve veces de cada diez son las mujeres las que más dan en una relación, y aunque no se alegren de ello, no pueden evitar hacerlo.

Cuando una mujer está enamorada, se alegra de hacer cosas para su hombre sin esperar que él le corresponda con el doble, porque ya está recibiendo lo que necesita. Pero cuando está estresada, es distinto.

Cuando una mujer está estresada, en vez de hacerse un hueco para procurarse lo que necesita, comete el error de dar más de sí misma. Al igual que un hombre necesita descansar y recuperarse después de un día de actividad y retos, una mujer necesita equilibrar su continua tendencia a dar a los demás reservándose un rato a diario para recibir apoyo. Dar sólo le produce el máximo de oxitocina cuando siente que también recibe el apoyo que necesita.

> **Incluso cuando una mujer no recibe lo que necesita, siente el irreprimible impulso de dar más todavía.**

De hecho, cuanto más apoyada se siente una mujer, más beneficios recibe al dar incondicionalmente. Su creciente provisión de oxitocina le permite apreciar totalmente el apoyo que recibe. Dar forma parte de la psique femenina. Incluso cuando una mujer no está recibiendo lo que necesita, su cerebro sólo *recuerda* que dar más le produce oxitocina, y este conocimiento por sí solo ya la hace sentirse mejor. Por eso puede seguir dando y dando sin que su nivel de estrés suba.

Este ciclo perfecto que la llena cada vez más puede, sin embargo, convertirse en un gran problema, porque cuando una mujer da más aún de sí misma sin que sus necesidades sean satisfechas, sus niveles de oxitocina empiezan a caer. Lo lógico sería que dejara de hacerlo y exclamara: «¡Eh, ya basta! ¡No puedo seguir así!» Pero a menos que actúe para detener el ciclo, siente el impulso de dar más aún en vez de hacerse un hueco para recibir apoyo y reponer sus niveles hormonales.

Además, tiene la falsa idea de que *necesita seguir dando para merecer recibir de los demás.* Hasta que no descubra cómo parar este ciclo, seguirá dejándose el pellejo. O se meterá en la cueva. ¡Así es como comienza el intercambio de roles!

Dar menos para recibir más

Los marcianos en cambio son muy distintos.

Lo que más desea un hombre es que su pareja sea feliz. Si ella es feliz, ¡tiene un problema menos que resolver! La felicidad de su pareja también le permite llevarse los laureles. Y todos sabemos que a los hombres les chifla ponerse medallas, ¿no? Cuando ella es feliz, él puede reponer sus niveles de testosterona con más facilidad.

Pero los marcianos son distintos en otro aspecto que a las venusianas les cuesta mucho de entender. Aunque parezca mentira, ¡un *marciano ama más a su mujer cuando ella le da menos y está dispuesta a recibir más!*

Por supuesto, a un hombre le resulta fácil «dar menos», pero una mujer es muy distinta. Como a ella le parece egoísta hacer algo en su propio beneficio, no produce la oxitocina que necesita. Para fabricar más cantidad de la hormona que la relaja, una mujer necesita aprender a sentirse igual de bien tanto cuando recibe como cuando da. Si ve claramente que para dar más necesita recibir, esto puede ayudarla a cambiar de punto de vista. Averiguar cómo puede decir «no» a las necesidades del mundo es tan importante como ser capaz de decir «sí». Aunque le cueste un poco más. Le resultará un poco más fácil hacerlo si se dice que no le está diciendo «no» a los

Las mujeres temen que si se reservan un tiempo para ellas, su pareja deje de amarlas.

demás sino «sí» a sí misma. Al recibir más, puede dar de corazón incondicionalmente.

Uno de los miedos más comunes de una mujer es creer que si deja de dar para tener tiempo para ella, su pareja dejará de amarla. Pero tiene que sacarse esta idea de la cabeza, porque no es verdad. Un hombre siempre ama más a una mujer cuando ella recibe lo que necesita. Cuando una mujer comprende esto, puede desprenderse del fardo adicional de intentar hacer feliz a un hombre. *Al darle menos, está recibiendo más.*

A los hombres no les gusta sentirse en deuda con su pareja. Si le debe algo a su compañera, sobre todo amor, para él la relación se convierte entonces en un trato comercial y la magia del amor desaparece. El amor de un hombre no es una obligación, sino un anhelo de su corazón. Lo da libremente y no porque se sienta obligado. Cualquier expectativa de que debe darle más a su compañera porque ella le ha dado mucho le hará perder el romanticismo y la motivación.

Aquí tienes otra advertencia que vuelve a llevarnos al tema del intercambio de roles del principio del capítulo: cualquier mujer que quiera hacer volver a su hombre a Marte o mantenerlo allí, ha de cuidarse mucho de no castrarlo o, en términos hormonales, de no privarle de su provisión de testosterona. No lo riñas por lo que no ha hecho, por lo que no hace nunca o por lo que no debería hacer. No le des un consejo que no te ha pedido ni le indiques cómo podría hacer algo mejor. De lo contrario, le estarás dando el mensaje de que tú puedes hacerlo mejor, de que en realidad puedes hacerlo todo. ¿Por qué entonces preocuparse por intentarlo?, pensará. Un hombre reacciona a esta mayor masculinidad de una mujer con una mayor pasividad. Y es entonces cuando los marcianos están que arden y las venusianas se convierten en un témpano de hielo.

Moraleja: las mujeres pueden sacar lo mejor de un hombre si le dejan pasar algunas cosillas. No le des un consejo que no quiere o que no necesita. Y si fracasa, tampoco te quejes. Cuando una mujer se muestra poco exigente, está dando el claro mensaje de que él está haciendo su trabajo: hacerla feliz. Él se sentirá con derecho a recluirse en su cueva, pero saldrá mucho antes de ella de lo que lo haría si su compañera le diera la lata para que hiciera algo.

Para sacar lo mejor de un hombre, hay que dejarle pasar algunas cosillas.

Todos sabemos de sobras que el tema de la comunicación es complicado. En este sentido, cualquier pareja tiene mucho que aprender. Sólo necesitas volver a leer el principio del capítulo para comprobar lo mucho que está en juego. Hablar demasiado poco, hablar demasiado, decir lo indebido: todos estos hábitos de comunicación son tan malos que pueden crear un intercambio de papeles. Para una pareja no es fácil saber mantener una buena conversación y hacer fluir las hormonas del bienestar sin meter la pata en cuanto a las tendencias propias de cada sexo. Los hombres, cuando hablan, si es que deciden abrir la boca, quieren llegar a un acuerdo. Las mujeres pecan de protestonas. Lo único seguro que hay, aunque es fácil de olvidar, es que tanto unos como otros quieren lo mismo: ser felices.

Hay, sin embargo, una estrategia para respetar las diferencias entre un hombre y una mujer y asegurarse, al mismo tiempo, de que la comunicación les dé a los dos lo que quieren y necesitan. Es una técnica a la que yo llamo charla venusiana y, ahora que lo pienso, veo que me quedaría corto si le dedicara sólo algunos párrafos. ¡Se merece un capítulo entero! O sea, que si quieres saber más al respecto, pasa al capítulo 6.

6

POR QUÉ LAS VENUSIANAS DEJAN DE HABLAR Y LOS MARCIANOS DEJAN DE ESCUCHAR

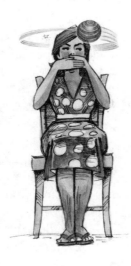 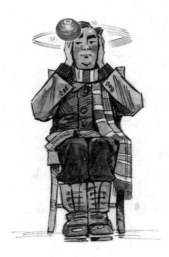

LAS VENUSIANAS SABEN QUE NECESITAN HABLAR
DE SUS SENTIMIENTOS, PERO IGNORAN CÓMO HACERLO.
LOS MARCIANOS QUIEREN ESCUCHAR, PERO
LA SITUACIÓN LOS HACE SENTIRSE INCÓMODOS.

Ella dice: «¿Por qué preocuparme de hablar si él no me escucha?» *Él dice:* «Cuando empieza a hablar, no hay quien la pare… entonces, diga lo que yo le diga, siempre le parece mal».

Muchos hogares comparten la plaga de las interferencias de una mala comunicación. Sí, tienen problemas de transmisión: comentarios inoportunos, palabras mal escogidas, e incluso algunos motivos que dejan mucho que desear. Pero la mayor queja lanzada por una mujer es que su marido no la escucha.

Es verdad. Pero en defensa de los hombres de todo el mundo debo decir que esto no era un defecto hasta hace muy poco.

En el pasado no se esperaba de ellos que fueran buenos para escuchar. A las mujeres tanto les daba, porque no les parecía importante que su marido supiera todos los detalles de lo que pensaban y sentían. Para ellas sólo era importante que su hombre las escuchara cuando el estilo de vida que llevaban las separaba de la comunidad de mujeres con la que compartían sus sentimientos. Pero ahora que las reuniones de mujeres escasean, muchas féminas ocupadas tienen la sensación de que les falta algo en la vida, algo importante.

Las mujeres necesitan hablar. Cuando no tienen la oportunidad de compartir sus sentimientos a lo largo del día, se estresan y sienten la apremiante necesidad de compartirlos con su pareja en casa. Si no lo consiguen, por más cosas que él haga por ellas, les parecerá cada vez más que no les presta la suficiente atención. Cuando las parejas no hablan y los hombres no escuchan, nada de lo que haga él hará que ella se sienta bien.

¿Es realmente tan importante? Sí, lo es. Después del romanticismo, la comunicación es el segundo elemento que más oxitocina produce en una relación. Sentir que puede hablar a sus anchas de las situaciones estresantes del día le genera a una mujer un torrente de deliciosa oxitocina, la hormona que le devuelve la capacidad de dar y atender a los demás. Si bien hablar ha sido siempre fundamental para que las venusianas se sientan más relajadas, las mujeres de hoy están demasiado estresadas como para ni siquiera ser conscientes de esta necesidad. Una mujer cree que no tiene tiempo para hablar porque tiene demasiadas cosas que hacer. Aunque esto parece plausible, en realidad se siente tan estresada porque aún no ha experimentado lo bien que sienta compartir con su pareja los problemas de la vida cotidiana y sentirse escuchada.

Pero para una mujer hablar tiene muchos más beneficios que el de ser escuchada. Y tiene muchas ventajas más aparte de la de poder explayarse. Cuando una pareja adquiere la costumbre de hablar y la mujer puede confiar en que su marido, además de oírla, la escucha de verdad, ocurre algo poderosísimo. La mujer sabe y siente que siempre puede contar con un hombre que, además de quererla, entiende los retos que ella afronta día tras día. Incluso en el trabajo, en un ambiente que genera testosterona, el mero hecho de saber que, por más difícil que sea la jornada, en su casa la espera un hombre que la quiere, se convierte en una maravillosa fuente de oxitocina.

Pero para muchas mujeres todo esto no es más que un sueño. Saben que necesitan hablar de sus sentimientos, pero ignoran cómo hacerlo. Él quiere escuchar a su pareja, pero a la vez esto le hace sentirse incómodo. La buena noticia para las mujeres es que no son ellas las que deben resolver el problema, al menos al principio. Es el hombre el que está en mejor posición para ayudar a encontrar la mejor solución en su relación. Aunque no es la que ninguno de los dos se imagina.

Lo que sí sabemos es que la solución no consistirá en la misma clase de comunicación que ella mantiene con su pareja, porque un hombre no es una mujer, y él no está hecho para participar en una sesión en que se comparten sentimientos. A él le incomoda escuchar las frustraciones de su mujer, porque su inclinación natural es tomar cartas en el asunto y sacarse de encima el problema con una solución fácil. Y en cuanto a compartir sus propios sentimientos... ¡por Dios!, antes prefiere ir al dentista.

Pero yo soy testigo de que la comunicación entre un hombre y una mujer es posible, porque me he hartado de verla. A las mujeres les parece incluso más relajante que compartir sus sentimientos con otra mujer y, maravilla de las maravillas, a los hombres les acaba gustando cada vez más y hasta la esperan con ilusión.

Para conseguir esta hazaña de la comunicación entre sexos las mujeres deben aprender a compartir sus sentimientos de un modo con el que un hombre pueda relacionarse. Deben ser conscientes de la necesidad que tienen de compartir y aprender a respetar ciertos límites en lo que comparten. Y los hombres han de aprender a escuchar. Pero no me refiero a escuchar las palabras de su mujer como quien oye llover, aunque al principio a veces sea así. Me refiero a escucharla de verdad, procesando lo que su mujer le está diciendo.

Con el paso de los años me fui dando cuenta de que, para mantener una comunicación más profunda, las parejas necesitaban alguna clase de estructura, así que empecé a crear un modelo para ayudarlas. Ahora ya hace veinticinco años que lo empleo con éxito y lo llamo la **charla venusiana**. Funciona de la siguiente manera: ella habla a diario durante varios minutos con su pareja, poniéndole al día sobre su vida, procurando no hablar nunca de la relación de pareja ni esperar que él le dé una solución. La charla sólo puede durar 10 minutos como máximo. Al terminar, ella le da las gracias por haberla escuchado, porque eso es todo cuanto él hace: *escucharla*.

A un hombre le resulta más fácil escuchar a su mujer cuando ella, respetando los límites, sólo le pide que la escuche.

He descubierto que los hombres acceden de buena gana a participar en la charla venusiana un par de veces a la semana porque es breve y sencilla y, lo más importante, sólo requiere que escuchen a su mujer. Él no tiene que hablar de sus sentimientos, ni responder a sus quejas, ni justificarse de ninguna manera. El hombre sabe que lo único que quiere su mujer es hablar, porque así se desahoga. «¡Oye, si a ella esto la hace feliz, a mí también me lo hace!», me dicen los hombres la mar de contentos.

Más adelante describiré en este capítulo la estructura de la charla venusiana con más detalle para que la pongas en práctica. Pero primero quiero asegurarme de que entiendas el papel que tiene esta técnica de comunicación en las relaciones de la vida moderna repletas de demasiados compromisos y afectadas por el intercambio de roles.

Lo que ocurre cuando no hablamos

En el mundo laboral, nos guardamos para nosotros lo que sentimos. Sabemos que no está bien quejarnos o despotricar de algo con un cliente o un paciente. Esto es cierto tanto para los hombres como para las mujeres. Todo el mundo está allí por una razón, y es la de hacer su trabajo.

Pero en el hogar y en las relaciones de pareja es muy distinto. Una mujer al final de la jornada, cuando vuelve a casa, está deseando tener buenas experiencias que le produzcan oxitocina. Si se pasa el día en el trabajo o aislada en casa, necesita equilibrar la testosterona adicional que le genera el exceso de responsabilidades con una cantidad proporcional de oxitocina. Hablar de los problemas de su vida le produce mucha oxitocina. Pero también hay que tener en cuenta que esto hace que a él el nivel de testosterona le caiga en picado. Recuerda que el método preferido de un hombre para relajarse y reponer su provisión de testosterona es meterse en la cueva.

¿Qué pasa entonces? Cuando una mujer no es muy consciente de que necesita hablar, o incluso aunque lo sea, puede hacerlo en un momento inoportuno o de forma inapropiada. Sin quererlo, quizás estropee un momento agradable hablando de sus sentimientos en un mal momento para él. Tal vez cuando él le pide que vaya a recoger su ropa a la tintorería, ella le recite una letanía de quejas de lo mal que le ha ido el día, en vez de responderle: «No puedo, estoy demasiado ocupada».

> **Cuando ella comparte sus sentimientos en un momento inoportuno para él, la fricción puede provocar una pelea.**

Si ella cree que él no la escucha, puede empezar una pelea, consciente o inconscientemente, para desahogarse. O es posible que elija el momento oportuno para hablar, pero él crea que ella se enrolla demasiado. Como ya he mencionado en el capítulo anterior, es típico que una mujer estropee una velada romántica con su charla: habla de lo mala que es la comida del restaurante sobre todo porque quiere y necesita charlar de *algo* para relajarse. Pero a su pareja le hace sentir que ha fracasado en hacerla feliz. Y ahora ya sabes lo importante que es para un hombre hacer feliz a su mujer.

Todos estos ejemplos ilustran cómo una mujer intenta producir oxitocina hablando de una forma que en el mejor de los casos es ineficaz y, en el peor, destructivo. La siguiente tabla muestra los diversos fallos que una mujer comete cuando desea hablar para desahogarse y cómo su hombre reacciona a ellos:

Si una mujer decide hablar...	Cómo le sienta esto a un hombre
Cuando está agobiada, espera a que él le pida algo para soltarle con todo lujo de detalles su lista de tareas como prueba de que ya está haciendo demasiadas cosas.	Se siente como si estuviera mal pedirle ayuda. Los problemas de su mujer le hacen sentir como si él le hubiera fallado y fuera el culpable de ellos.

▶

Si una mujer decide hablar...	Cómo le sienta esto a un hombre
Cuando siente que en la relación hay poco romanticismo, podría esperar a que él quiera tener relaciones para echárselo en cara.	Se siente rechazado, como si ella no quisiera tener relaciones, o enojado porque su mujer no se acostará con él hasta obtener lo que le pide.
Cuando ella desaprueba la forma en que él educa a los hijos, saca el tema en el momento en que los niños no quieren colaborar o tienen problemas.	Se siente culpado y criticado en el momento en que más vulnerable está. Cree que ella no apoya ni aprecia sus esfuerzos para ser un buen padre.
Cuando está preocupada por el dinero, espera a que él se esté planteando comprar algo para sacar a relucir el tema.	Se siente controlado, como si ella le sugiriera que no puede hacer ningún gasto sin su permiso. Malinterpreta la preocupación de su mujer por el dinero como que no quiere que él se compre lo que desea.
Cuando está disgustada porque su hombre no cumple lo que le ha prometido, espera a que él esté haciendo algo relajante o divertido, como leer un libro o mirar la tele, para echárselo en cara.	Le fastidia que se lo diga cuando él está relajándose y descansando, y que ella espere que deje de hacerlo para satisfacer las necesidades de ella. Él quiere contentarla, pero siente que antes necesita descansar.
Cuando desea pasar más tiempo con él, espera a que su hombre quiera salir con un amigo para recriminárselo.	Se siente manipulado por los sentimientos de su mujer. Cuando él desea ocuparse de sus propias necesidades, ella de pronto quiere que le satisfaga las suyas. Desea darle ese gusto, pero entonces no puede hacer lo que él quiere ni lo que necesita.

Si lees de nuevo la lista de la tabla, parece como si ella estuviera esperando el momento para rechazarlo, criticarlo y quejarse, o incluso para controlarlo o castigarlo (¡sobre todo si es un hombre el que está leyendo el libro!) Pero si la analizas con más atención, ves lo que es evidente para cualquier mujer que viva con un hombre: ella tiene muy pocas oportunidades para compartir sus sentimientos, nunca sabe cuándo tendrá una o cuánto durará, y seguramente sólo se siente culpable de no saber sacar el tema con el suficiente tacto. No es que se despierte cada mañana planeando cómo arruinarle el día. Sólo quiere hablar más. Está hecha para ello, en su cerebro hay muchos más circuitos neuronales para reconocer y describir sus sentimientos de los que un hombre nunca tendrá. Y está deseando liberar las hormonas que le produce hablar.

> **Las mujeres sienten a menudo que no tienen demasiadas oportunidades para hablar en su relación de pareja.**

Para que una mujer pueda desahogarse, necesita tener regularmente oportunidades para hablar y ser escuchada por su compañero. Saber que podrá hablar de sus problemas hace que deje de sentir que necesita hablar de ellos a toda costa.

Hazte un hueco para hablar

Las tres palabras que más miedo le dan a un hombre son «Tenemos que hablar». Cuando una mujer inicia una charla, su pareja se pone a la defensiva. Se siente como si ella le pidiera algo que no puede hacer. Por eso no es de extrañar que las conversaciones iniciadas por una mujer no lleguen demasiado lejos. Ella descubre que él tiene muy poco que decir. Pero cuando es el hombre el que elige el momento para mantenerlas, funciona mucho mejor. Si él entiende que hablar hace feliz a su compañera y que la charla no va a sacarlo de su zona de comodidad, en general está más que dispuesto a mantenerla.

¿Cuál es exactamente su zona de comodidad? En esencia, no hablar. Si «hablar» significa que es ella la que habla y él se limita a escucharla para ayudarla a sentirse mejor, le parece bien. Pero si significa que se espera que hable de sus propios sentimientos, en ese caso no hay trato. Pero lo que a él más le fastidia es cuando ella habla de sus sentimientos y le pide que le ayude a resolver los problemas cotidianos que tienen en su relación. Para un marciano, mezclar las emociones con la resolución de problemas va contra las reglas. Lo siento, pero no puede ser.

A las venusianas esto les resulta frustrante. Están hechas para mezclar las emociones con la resolución de problemas: ¡es prácticamente su pasatiempo planetario! Pero si una mujer quiere hablar de sus sentimientos y producir de paso oxitocina, debe estar dispuesta a relacionarse con él en términos masculinos y olvidarse de que le solucione el problema. Damas, hablad en su lugar con una amiga. Él sólo os acompañará medio camino. No piensa ir a Venus.

¡Y las mujeres debéis alegraros de ello! Como ya se ha visto, cuando una mujer consigue motivar a su marido para que sea más como una mujer, a ella deja de atraerle. Y a él esto le debilita, e incluso puede provocar el intercambio de roles que hace que un marciano esté que arda y una venusiana sea un témpano de hielo. No estoy diciendo que un hombre no pueda desarrollar su aspecto femenino, me refiero a que debe conservar su marcado aspecto masculino.

Las mujeres cariñosas, compasivas —y listas— acceden al deseo de un hombre de no mezclar los problemas cotidianos y las espinas de la relación con los sentimientos que comparten con él. Así ellos estarán dispuestos a escucharlas. En este caso consideran el hecho de que su pareja hable de sus sentimientos como *su* manera de resolver un problema, y esta forma de verlo sube su nivel de testosterona y reduce su estrés.

Durante una charla venusiana, ella comparte sus sentimientos y él se limita a escucharla.

Damas, el único lugar donde un hombre escuchará vuestros sentimientos y resolverá vuestros problemas a la vez es en la consulta de un psicólogo. Es el mensaje que debéis pillar. La mujer que insiste en mezclar las emociones con la resolución de problemas descubre que su hombre se pone nervioso, se irrita y se acaba deprimiendo. Puede que él empiece a interrumpirla y a ofrecerle soluciones que ella no quiere escuchar. Con lo que se sentirá más estresada en lugar de menos. Y a él los niveles de testosterona le bajarán tanto que casi será evidente. Para evitar que esta situación acabe en una pelea, una mujer debe dejar que su compañero se limite a escucharla. Y él necesita aprender el arte de escuchar sin interrumpirla para imponer una solución.

La última frontera que no debe traspasarse en una charla concebida para escuchar los sentimientos de una mujer tiene que ver con el autocontrol. Una mujer no tiene carta blanca para decir lo que le venga en gana, por más cruel que sea, mientras él se limita a escucharla sentado. Obrar así sería injusto, y además no satisfaría sus necesidades. Ya que cuando una mujer intenta resolver un problema y cambiar a su pareja, está produciendo testosterona y no oxitocina, la hormona que la relaja.

Pero ya es hora de que yo cierre el pico y de que *tú* empieces a hablar.

La charla venusiana

El secreto para mantener una buena charla venusiana está, en primer lugar, en programarla de antemano. Apúntatela en el calendario o en la Blackberry, no esperes a que tu compañera esté tan estresada y ande tan corta de oxitocina que reclame tu atención, porque en ese caso hará todo lo que he dicho que no debe hacer. Y, además, no producirá oxitocina, la hormona que desea liberar. La presión de «sacar lo que lleva dentro» se lo impedirá. O sea, que planea tu charla venusiana con tanto esmero como si fuera una velada romántica.

Las charlas venusianas son mucho más eficaces si se programan de antemano.

Una charla venusiana debe durar 10 minutos como máximo y realizarse al menos tres veces a la semana. Durante cada sesión ella sólo tiene que expresar cómo se siente sobre los retos de su vida cotidiana, mientras su hombre se limita a escucharla y a animarla en voz baja y le hace alguna pregunta de vez en cuando. Él no puede hacer comentarios y ella tampoco puede pedírselos. Pero si de repente ella se queda callada, él puede animarla a seguir «contándole más cosas».

Una vez transcurridos los 10 minutos, ella le da las gracias por el tiempo y la atención que le ha prestado, y él le responde con un gran abrazo. Durante las 12 horas siguientes como mínimo, no podrán mantener otra charla venusiana. Ambos necesitan un tiempo para saborear la interacción. A ella le ha servido para desahogarse y sentirse de maravilla. Y él le ha dado este gusto, y, además, la experiencia no le ha molestado en absoluto.

Para los que queráis saber de qué podéis hablar durante esos 10 minutos, seguid leyendo.

Los puntos de la charla venusiana

Los puntos de la siguiente lista están pensados para ayudarte a romper el hielo en una charla venusiana, sobre todo si eres nuevo en la disciplina de la comunicación. Consisten en las seis preguntas que un hombre puede hacerle a su mujer para que hable y siga hablando: ¡éste es el objetivo de la charla! Ella puede responderle hablando del día, la semana, el pasado, la infancia o de cualquier cosa que se le ocurra. La respuesta correcta será hablar de lo que le salga del corazón o la cabeza.

Puntos de la charla venusiana

1. ¿Qué te hace sentir frustrada?

2. ¿Qué te hace sentir decepcionada?

3. ¿Qué te preocupa?

4. ¿Qué te hace sentir avergonzada?

5. ¿Qué deseas, quieres o necesitas?

6. ¿Qué valoras, qué has descubierto o en qué confías?

Dedica 90 segundos a cada pregunta y deja que ella las responda compartiendo lo que se le pase por la cabeza: puede ser un tema o muchos. Nuestro subconsciente sabe lo que nos preocupa, y cuando le damos la oportunidad de sacarlo a la luz, el estrés desaparece. Él se limita a hacer las preguntas y a escuchar lo que ella le dice. Cuando una mujer analiza y comparte durante un rato lo que le viene a la cabeza al responder a cada pregunta, su nivel de oxitocina aumenta.

Mientras ella responde las cinco primeras preguntas, es mejor que evite hablar de su compañero, pero en la última le aconsejo que la respuesta tenga que ver con él, expresando sentimientos de gratitud y aprecio. Para él, sentirse apreciado es una gran recompensa por el tiempo y el esfuerzo que ha invertido. Y, además, su nivel de testosterona aumenta, porque ve que ha logrado hacerla feliz.

¿Por qué una charla venusiana debe durar 10 minutos como máximo? Por una buena razón. Porque la mujer está entrenando su cuerpo y su mente para relajarse en menos tiempo de lo habitual. También le ayuda a él a no cometer el error de intentar establecer y alcanzar siempre una meta. Al fijar el límite de 10 minutos, él ya ni siquiera necesita pensar en lo larga que la charla debe ser.

Al principio, como es algo nuevo, la charla venusiana puede parecer mecánica y las preguntas de la lista poco naturales o arbitrarias. A una mujer puede costarle hablar durante 10 minutos, o hacérsele este tiempo demasiado corto. Sea como sea, la pareja tiene que ceñirse a ello, y poco a poco se irá acostumbrando a la estructura. Después de varias sesiones, ella le habrá enseñado a su cuerpo y a su mente a producir más oxitocina en menos tiempo cada vez, aprovechando al máximo los efectos relajantes de esta hormona.

Ten en cuenta que la estructura de la charla venusiana no te limita en absoluto. En otros momentos de la vida puedes mantener otro tipo de conversaciones. Pero descubrirás que las charlas venusianas programadas hacen que las otras conversaciones no sean estresantes. Se dice que el dinero es lo que más peleas genera en una pareja. Pero cualquier tema comporta una cierta carga de estrés. Las personas discuten porque están estresadas. Pero gracias a la técnica de la charla venusiana, tanto las mujeres como los hombres se benefician de una mayor producción de las hormonas relajantes, ya que mientras ella habla de sus sentimientos, su nivel de oxitocina sube, y como su compañero ve que está elaborando una controversia positiva en la vida de su pareja, su nivel de testosterona también aumenta.

Esta clase de conversación unilateral es poco frecuente. No es la manera en que las venusianas conversan. ¡Pero seguramente es lo que más le permite a un hombre comprender a una mujer sin convertirse en una! Cuando las mujeres conversan, suelen mezclar los sentimientos con una creciente tendencia a intentar resolver sus problemas. La empatía recíproca que muestran las relaja y les permite tener una perspectiva mejor con la que resolver un problema. Las parejas que utilizan la estrategia de la charla venusiana también pueden conseguir el mismo efecto si están dispuestas a mantenerla y a creer en ella.

En una ocasión traté a una mujer que se resistía obstinadamente a mantener las charlas venusianas. Me dijo que le parecían poco naturales y sinceras. No quería hablar con alguien que no estaba interesado en lo que ella tenía que decir. Ésta era su mayor queja, y tenía razón. Su marido no tenía el menor interés en lo que su mujer le contaba. Pero en cuanto ella probó la charla venusiana, le sorprendió lo bien que se sintió. Sabía que su marido no estaba interesado en sus temas de conversación, pero era la primera vez que no la interrumpía mientras hablaba. Esto por sí solo ya la alivió mucho. Su marido fue aprendiendo a escucharla de verdad, y al final acabó por interesarle prácticamente todo cuanto ella le decía en las charlas venusianas. La comunicación entre la pareja mejoró, y al poco tiempo incluso empezaron a hablar de temas vinculados con su relación y que antes eran tabú.

Las charlas venusianas pueden abrir, entre un hombre y una mujer, puertas que llevaban cerradas mucho tiempo. Pero no sucede de la noche al día, ni debería ser así. Durante el primer año de las charlas venusianas es importante que la mujer no saque ningún problema que tenga que ver con su pareja. De lo contrario, a él le costará más escucharla, y a ella ser escuchada. Pero con el tiempo a él le será más fácil escuchar las quejas de su compañera sin tomárselas como algo personal.

Veamos algunas de las preguntas que me hacen las parejas acerca de las charlas venusianas:

¿Y si al hombre no le gusta limitarse a escuchar?

Para que algo les interese, algunos hombres necesitan creer que se les dará muy bien. ¡Así que hazlo a partir de la primera charla venusiana, y con frecuencia! En cuanto descubra que escuchándote te hace feliz, le parecerá que vale la pena.

¿Y si interrumpe o intenta ofrecer una solución?

Al empezar la charla venusiana, ella debe recordarle siempre que él se limitará a escucharla sin intentar resolverle los problemas. Al refrescarle la memoria en este sentido, ella también se está recordando a sí misma que no espera que él le solucione nada. Las charlas venusianas sólo funcionan si ella no espera que su hombre le saque las castañas del fuego.

¿Y si el mayor problema de ella es creer que su marido apenas le ayuda y le cuesta mucho no sacar el tema?

La solución no está en las quejas. Si la mujer comparte en la charla venusiana que tiene que hacer muchas cosas, él puede captar el mensaje y procurar ayudarla más en la casa. Pero ella debe centrarse en desahogarse. He descubierto que cuanto menos espera o desea una mujer que su compañero la ayude más, mejor se siente él y en más tareas colabora.

¿Y si la mujer empieza a quejarse, o el hombre se frustra o enoja por algo que ella dice?

Quizá necesitéis daros un tiempo para evitar pelearos. A veces una buena idea es escribiros un *e-mail*, no para iniciar una pelea, sino para sugerir algo que permita que la siguiente charla venusiana vaya mejor.

¿Y si el hombre sigue intentando resolver el problema? O ¿y si ella saca a relucir algún problema conyugal o doméstico?

Es posible que haya llegado la hora del **encuentro marciano**. Estas sesiones consisten en resolver un problema y son lo opuesto a una **charla venusiana**. En el encuentro marciano la mujer es la que se contiene. No muestra sus sentimientos para compartirlos. En su lugar, transmite con la mayor parquedad posible el problema en cuestión. Como a una mujer estresada esto suele resultarle imposible, es importantísimo que las parejas mantengan una charla venusiana antes de intentar un encuentro marciano. En cuanto los dos se hayan relajado con la charla venusiana, les resultará fácil compartir el problema y buscar una solución.

¿Y qué pasa con los hombres? ¿No se merecen tener su propio foro para hablar de sus sentimientos?

A los hombres también les gusta compartir sus sentimientos, pero sólo en circunstancias especiales, como después de hacer el amor o mientras contemplan el anochecer con su amada. Recuerda que las charlas venusianas están pensadas para que una mujer se explaye a gusto; a los hombres no les relaja hablar de sus sentimientos. Además, no es bueno que un hombre convierta a su mujer en su caja de resonancia. ¡Recuerda el capítulo 5 y el problema del cambio de roles! También hay que tener en cuenta que los hombres no son mujeres. Cuando un hombre se interesa por los sentimientos de su mujer, siente una mayor atracción romántica hacia ella. Pero cuando una mujer se interesa por los sentimientos de su hombre, se vuelve más maternal. Tiende a sacar su lado masculino (productor de testosterona) y a responsabilizarse demasiado de su pareja. Esto no sólo debilita al varón, sino que aumenta el montón de creciente estrés que tiene ella.

¿Y si una pareja mantiene una charla venusiana y no les gusta, o a uno de los dos le parece inútil?

Yo les sugeriría primero utilizar los *puntos de la charla venusiana* y, después, comprometerse al menos a mantener tres charlas venusianas antes de decidir si valen la pena. Se ha demostrado que a millones de personas les han ido la mar de bien. Llevo más de veinticinco años escribiendo sobre ellas y enseñando distintas variaciones de esta técnica.

Por qué las charlas venusianas funcionan

¿Le has pedido alguna vez a tu pareja que te rascara la espalda sin poder decirle exactamente donde te picaba? «Un poco más a la izquierda, no, a la derecha, ahora un poco más arriba, a la izquierda, sí, sí, aquí es. ¡Oh, qué gusto! Muchas graciaaaas.» Las charlas venusianas se parecen un poco a esto. No estás seguro de adónde te diriges o dónde acabarás con ellas, y no puedes esperar que ocurra un milagro. Pero a veces ocurre, ¡y entonces te sientes de maravilla!

Como hemos visto, esta clase de comunicación para desahogarse:

- Sube los niveles de las hormonas antiestrés en ambos sexos.

- Ayuda a las mujeres a reconocer sus sentimientos y darles un nombre.

- Ayuda a los hombres a aprender a escuchar con interés y, lo que es más importante, sin interrumpir, sacar conclusiones u ofrecer soluciones a la menor oportunidad.

- Libera a los hombres de su constante sensación de tener que resolver algo.

- Les permite entender mejor a su mujer y los problemas que afronta en su vida.

- Ayuda a las parejas a no discutir, porque les permite sacar los temas de un modo que no crea peleas.

- Favorece la empatía en los hombres y el aprecio en las mujeres.

- Ayuda a los hombres que atraviesan una temporada difícil a fijarse en los problemas de su mujer y olvidarse de los suyos.

- Con el tiempo, a los hombres les permite sentirse más cómodos con la comunicación y estar más dispuestos a mantener otras clases de conversaciones aparte de las charlas venusianas.

- Anima a los hombres a compartir sus pensamientos con su mujer y a incluirlas en la toma de decisiones.

¡Caramba, esta lista tan corta tiene un montón de beneficios! Tal vez parezca que estoy exagerando, pero la técnica de la charla venusiana es como un tratado de paz en la eterna Guerra de los Sexos. Si la aplicas y la mantienes en tu vida, estoy seguro de que tanto tú como tu pareja os sentiréis más satisfechos en vuestra relación.

La comunicación regular que respeta las diferencias entre los sexos, además de disminuir el estrés, estimula las hormonas del amor y el deseo. Todos debemos intentar entender cada vez más que los hombres son hombres, y las mujeres, mujeres, y entender las hormonas y todo lo demás, porque en nuestras distintas virtudes y defectos es donde encontraremos el equilibrio y la riqueza que hacen que el amor dure y aumente.

En este espíritu de comprensión mutua, trataré en el siguiente capítulo uno de los principales rasgos masculinos: la tendencia de los hombres a dejar para más tarde las cosas, hasta que no les queda más remedio que hacerlas porque de lo contrario se meterán en un problema. Pasemos por lo tanto a la siguiente página para conocer… ¡al Solucionaemergencias!

7

EL SOLUCIONAEMERGENCIAS: LA VERDADERA RAZÓN POR LA QUE UNA MUJER TE NECESITA

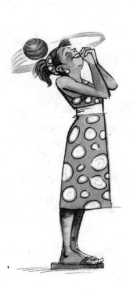 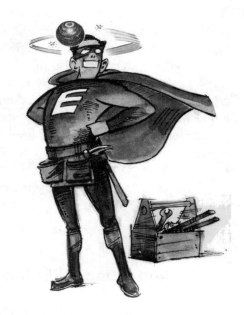

LOS MARCIANOS SE ANIMAN EN SITUACIONES
QUE ESTIMULAN LA TESTOSTERONA: EN LOS CASOS QUE
SÓLO EL SOLUCIONAEMERGENCIAS PUEDE RESOLVER

Si eres una mujer, imagina que te dijera que las tareas domésticas te corresponden a ti. El hombre de la casa no hará ninguna ni tú esperarás que las haga porque son de tu incumbencia. ¿Me responderías: «Vale, de acuerdo», o discreparías de ello? ¿O… exclamarías: «¡Si ya lo hago de todos modos! ¿Dónde está la diferencia?»

Creo que muchas mujeres me darían una tercera respuesta. El hombre de su vida no les echa una mano en el hogar a no ser que ellas lo necesiten de una manera espantosa, desesperada y catastrófica.

En este capítulo les mostraré a estas mujeres cómo sin cambiar nada pueden cambiarlo todo sobre quién hace qué en la casa. Lo único que tienen que hacer es imaginarse a su hombre como un superhéroe llamado… ¡el Solucionaemergencias!

El Solucionaemergencias (o el Cegato, como algunas mujeres también lo llaman) siempre es incapaz de ver la suciedad, el desorden, las papeleras llenas a rebosar, los platos sucios, las bisagras rotas, las entradas cubiertas de nieve, las cañerías atascadas…: supongo que ya sabes a lo que me refiero, ¡aunque él no se entere! ¡A partir de las cinco de la tarde, su agudeza visual es nula! ¡Pero si le muestras una emergencia se lanza a la acción! Resuelve como un héroe cualquier situación crítica que su mujer le presente. La diferencia entre lo que no hace y lo que hará no depende de lo difícil que sea, o del tiempo que le lleve, sino de lo urgente que sea a los ojos de su mujer. Cuando él sabe que es el único que puede resolver el problema, el Solucionaemergencias entra en acción.

Si tienes un Solucionaemergencias en tu casa, este capítulo es para ti. Y si eres tú el Solucionaemergencias, sáltate varias páginas y pasa al siguiente tema.

Cómo llamar al Solucionaemergencias

Las mujeres de hoy necesitan más ayuda de la que reciben. Como muchas trabajan, al final de la jornada o les espera otra al llegar a casa, o se buscan a alguien que les eche una mano. Pero tanto si puedes o no darte el lujo de tener una niñera o una señora de la limpieza, debes ocuparte de muchas otras tareas domésticas. Facturas por pagar. Llevar a tus hijos con el coche de aquí para allá. Limpiar el jardín. Reciclar. Limpiar el garaje. La lista es interminable.

Cuando yo era pequeño, mi madre se ocupaba de todas las faenas de la casa, y era feliz, o al menos eso parecía. Tenía todo el tiempo del mundo para hacerlo. Pero las mujeres de hoy no lo tienen. Ahora, además de trabajar fuera de casa, siguen siendo ellas las que se ocupan sobre todo de los quehaceres domésticos. ¿Hay alguna forma de resolver esta situación? Probablemente, no. Pero si una mujer típica cambia un poco el chip, conseguirá que su marido la ayude más. Sólo necesita emplear algunas pequeñas estrategias. Tiene que descubrir lo que le motiva a él a querer ayudarla y a sentirse capaz de hacerlo.

El Solucionaemergencias entra en escena. Al contrario de una mujer, al Solucionaemergencias no le motivan las actividades productoras de oxitocina como cocinar, limpiar la casa y cuidar de los hijos. No, el Solucionaemergencias anhela el triunfo y le chiflan las situaciones arriesgadas. Su meta en la vida es ser el tipo que entra en acción en el momento oportuno para salvar el día. ¿Y por quién lo hace? Por su querida mujer, que lo mira con adoración y lo aplaude cada vez que consigue arreglar el grifo que gotea, manejar la infernal máquina de cortar el césped o sacar las cajas apiladas en el recibidor.

Los hombres se animan en las situaciones que producen testosterona. Olvídate de la rutina, a ellos lo que les gusta son las emergencias, los proyectos difíciles y los problemas intrincados que sólo el Solucionaemergencias puede resolver.

Así que ofrecedle una situación de emergencia, damas. No vayáis en contra de la naturaleza masculina y convertid cualquier tarea en un intento de escalar el Everest. Aunque parezca mentira, él os lo agradecerá.

Si una mujer no espera que su hombre sea como ella —una criatura que trabaja sin cesar por el bien del hogar—, recibirá más ayuda de él. Cuando un hombre sabe que al final de la jornada al volver a casa podrá meterse en su cueva sin que nadie le ponga verde por ello, podrá reponer la testosterona que ha gastado durante el día y la semana. Y será capaz de ocuparse de cualquier cosa que su mujer le pida, mientras ella haga que parezca algo muy, muy importante.

Como a un hombre le encantan las situaciones que producen testosterona, deja que se ocupe de las emergencias.

Aunque para conseguirlo debes ser creativa. Si apelas al sentido del deber de tu pareja, no funcionará. A él le parece que ya cumple con su familia yendo cada día a trabajar. Vuelve a casa molido, deseando la comodidad de su cueva. Sólo saldrá de ella si es por una emergencia.

Por suerte para las mujeres, estas emergencias no siempre tienen que ser algo urgente o importante. Lo único que ella necesita hacer es mostrarle la tarea que no se puede posponer más y hacerle creer que él es el único hombre que puede ocuparse de ella antes de que se convierta en un problema. Si él ha estado en la cueva el tiempo suficiente, saldrá de ella y entrará en acción. Pero no te pongas a repiquetear con los dedos en la entrada ni intentes sacarle de allí antes de tiempo. Cuanto más le apoyes para que se meta en la cueva, más rápido saldrá de ella.

Esto quiere decir lo que he señalado al principio del capítulo: las mujeres de hoy necesitan asumir que las tareas del hogar son de su incumbencia. Al no esperar más de su hombre, se ahorran un montón de decepciones y de resentimiento. No estoy diciendo que deban tratarlo como un huésped, sino que lo vean como el Solucionaemergencias.

Es cierto que hay algunas tareas domésticas que pueden corresponderles a cualquiera de los dos, y está bien que sea así. Pero las realidades hormonales de las diferencias entre los sexos nos ayudan a comprender que no tiene sentido ir en contra de ellas. Es él el que sale bajo la lluvia a buscar al perro de la familia que se ha perdido. Y es ella la que se queda en casa y sirve la cena, sin sentirse culpable ni un momento por estar calentita y seca. La testosterona que él libera en esta emergencia le hace sentir bien. Y a ella la oxitocina que produce cocinando para su familia, también.

¿Parece anticuado? Creo que es realista. Y, de hecho, es una versión moderna de los papeles de cada sexo del pasado. En lugar de esperar que el hombre de hoy se ocupe sólo de las emergencias relacionadas con alimentar y proteger a la familia, también se espera que resuelva las emergencias domésticas. La ventaja para las mujeres es que pueden decir sinceramente que ellas no se han de ocupar de todo.

En este caso, las emergencias son un poco distintas al sentido que le damos tradicionalmente a la palabra. Las emergencias de hoy son aquello que se sale de la rutina diaria de ir a comprar, cocinar, limpiar la casa y cuidar de los hijos. Es la gota que colma el vaso: las goteras del tejado, el ordenador bloqueado, el electrodoméstico estropeado, los desperfectos que el mal tiempo causa en la casa, el niño que se hace daño, las reparaciones del coche, y las sorpresas legales y/o económicas. Incluso quedarte sin leche para desayunar puede ser una tarea para el Solucionaemergencias.

El acuerdo implícito es que la venusiana deja al marciano descansar en su cueva cuando él lo necesita, sabiendo que es su forma de reponer su provisión de testosterona. De esta manera, cuando tiene que pedirle que le eche una mano (o, si lo prefieres, que colabore), él, además de estar disponible, lo hace gustoso. Y esto a ella también la beneficia, porque a él le produce más energía sexual. Las emergencias, incluso las «emergencias» de verdad, les crean a los hombres un montón de testosterona.

El trato es justo. Él puede descansar sin sentirse culpable, y ella puede pedirle ayuda cuando la necesita sin sentirse mal por ello. Esto en el caso de que él acceda siempre a hacerlo, y debería ser así. Pero no significa que deba ocuparse de la tarea en cuestión **Cuando un hombre ha descansado, tiene la energía y el tiempo para ser el Solucionaemergencias.**

de inmediato. Puede hacerlo cuando le vaya bien, a no ser que sea una emergencia de verdad. ¿Cómo sabe ella que él lo hará? ¿Cómo puede evitar pedírselo una y otra vez? Colgando una lista de prioridades numeradas y haciendo que él acceda a ocuparse de ellas cuando tenga tiempo.

Si una mujer se salta la lista a la torera y le exige a su hombre que la ayude de inmediato, este sistema no le funcionará. Si no respeta la necesidad de él de priorizar y organizar sus actividades, su compañero acabará resistiéndose a sus peticiones. Si espera que él colabore más en la casa, él necesita sentir que es dueño de sí mismo y de su tiempo.

Cada cual tiene sus derechos. Ella tiene el derecho de pedirle ayuda y de seguir pidiéndosela, y él, el de posponerla hasta que esté listo para dársela. Para que este proceso sea más agradable, cuando él quiera postergar una tarea, puede simplemente decir: «Ponla en la lista». Pero si empieza a suceder demasiadas veces, ella puede responderle: «Cariño, en la lista ya hay 10 tareas, ¿podrías ocupar- **Hacer una lista de tareas domésticas prioritarias estimula a un hombre a realizarlas.**

te de algunas cuando tengas tiempo?» No te preocupes, él no se negará. Cuando se hayan acumulado 10 tareas en la lista, lo verá como una situación de emergencia que estimula a su cerebro a liberar testosterona. Con lo que tendrá la energía y la motivación para llevarlas a cabo.

Ten en cuenta que el centro de emergencias del cerebro de un hombre (la amígdala cerebral o cerebelosa) es el doble de grande que el de una mujer, y sólo se activa cuando cree que es una situación urgente que debe resolver. Este centro activa sus respuestas emocionales y desencadena la producción de dopamina para motivarle a solucionarla. Las mujeres son diferentes porque su centro de emergencias está activado todo el tiempo por las distintas tareas que requieren su atención, ya que las mujeres están hechas para cuidar de los hijos. Sin embargo, como un hombre está hecho para vigilar cualquier peligro que constituya una amenaza para sus seres queridos, su amígdala no puede estar siempre activada como la de una mujer. Debe mantenerse centrado y tranquilo para ocuparse de las grandes emergencias, como por ejemplo un incendio, una inundación, o simplemente una lista de 10 tareas.

Esta lista es fundamental. A un hombre le permite programar su agenda, y a una mujer le ahorra tener que darle la lata. Mientras el hombre cumpla con el trato y haga las tareas en un tiempo razonable, la mujer recibirá el apoyo que necesita. Y saber que siempre puede contar con la ayuda de su compañero le produce a ella de paso un montón de oxitocina.

Él necesita espacio; ella, tiempo

Cuando una pareja tiene quejas sobre el otro, normalmente esas quejas están relacionadas con alguna conducta o tendencia que él o ella no entienden. Conocer las diferencias hormonales entre los hombres y las mujeres es sumamente útil en una relación amorosa, ya que nos permite ser más capaces de aceptar al otro tal como es, sin resistirnos a ello, guardarle rencor o cogerle manía. La aceptación es fundamental para sacar lo mejor del Solucionaemergencias. Por eso vale la pena hablar de una de las diferencias más frustrantes entre ambos sexos: en una relación los hombres necesitan espacio para estar solos, y las mujeres tiempo para estar con su pareja.

Esta diferencia no se puede cambiar. Hay que aceptarla.

Cuando una mujer se queja de que su marido quiere estar en la cueva o de su necesidad de espacio, está olvidando que el aislamiento es una de las actividades que más testosterona le producen. Ella no lo entiende porque sólo le apetece estar sola cuando necesita descansar de todo cuanto da. Las mujeres se relajan entrando en contacto con su hombre y no alejándose de él. Reponen su provisión de oxitocina hablando y compartiendo sus sentimientos. Sin embargo, hay una excepción: cuando una mujer pasa un tiempo a solas para hacer cosas que la enriquezcan. Esta actividad también le produce oxitocina y la relaja. Pero, por desgracia, no son demasiadas las mujeres que se reservan un tiempo para ellas. Algunas se angustian sólo con pensar en ello. Se dicen: «No puedo, tengo demasiadas cosas que hacer».

Se podría decir que a estas mujeres pensar en pararse a aspirar el perfume de una rosa sólo les produce el miedo a las espinas. A esta clase de mujeres no les funciona que su pareja les diga: «Deja de preocuparte y diviértete, olvídate por un rato de los problemas». Los comentarios de esta índole equivalen a intentar resolver un problema y le producen testosterona al hombre que los suelta, pero a la mujer que los oye no le producen oxitocina. ¿Qué se la produce entonces? Otra clase de comentarios como: «Cariño, siempre estás haciendo un montón de cosas para todos. Deja que te abrace». Éste es el comentario que la reconforta. Esta clase de oxitocina la ayuda a suspirar aliviada y a serenarse.

Como se ha visto en los otros capítulos, cada vez hay más mujeres ocupadas en trabajos que les producen un montón de testosterona. A estas mujeres también les gusta meterse en la cueva como a los hombres. Estos trabajos las hacen consumir testosterona, al igual que a los varones, y para reponer su provisión de esta hormona necesitan meterse en alguna clase de cueva. Pero por más que una mujer crea que necesita retirarse a ella, su hombre siempre necesitará hacerlo mucho más. Un hombre necesita reponer su nivel de testosterona de 10 a 30 veces más que una mujer porque consume muchísima más.

Si a las mujeres les cuesta reservarse un tiempo para relajarse, a los hombres también les cuesta estar un rato con su pareja. A las mujeres les encanta al final del día reunirse con su hombre para cooperar o colaborar con él. Pero si le invitas a él a hacerlo, sólo le quitarás la poca energía que le queda. Al igual que a ellas no las relaja meterse en la cueva, a ellos el deseo de su compañera de compartir y pasar un tiempo juntos no les ayuda para nada a liberarse de su estrés.

Algunas mujeres se agobian al pensar que necesitan reservarse un tiempo para ellas.

Después de un día en el que ha gastado mucha testosterona, una mujer además de reponer esta hormona necesita aumentar su provisión de oxitocina. Reponer el nivel de testosterona le ayuda a estar lista para el día siguiente, pero hasta que no produzca bastante oxitocina, no podrá relajarse. El estrés acumulado no sólo le impide estar en contacto con sus sentimientos positivos, sino que no es bueno para su salud. He atentido a muchas mujeres con problemas de fertilidad por no saberse relajar en un trabajo que les generaba testosterona. Estas mujeres intentan reducir su estrés pasando un tiempo en soledad o haciendo ejercicio solas, pero estas actividades no las ayudan a conectar con su lado femenino. Necesitan oxitocina. Muchas mujeres han recuperado su fertilidad al incluir en su vida más conductas, terapias y alimentos que producen oxitocina.

Nuestros modos de comunicarnos chocan

Volvamos ahora al Solucionaemergencias para explorar cómo las mujeres deben manejar su ayuda y apoyo. La comunicación y la relajación quizá no parezcan unos elementos fundamentales, pero lo son.

Los hombres, por naturaleza, sienten el deseo de comunicarse de un modo que a ellos los relaja. No tienen idea de que este tipo de comunicación a las mujeres las estresa aún más. Para librarse de su estrés, un hombre tiende a resolver el problema o a quitarle importancia. Una mujer, en cambio, intenta relajarse buscando una respuesta más cálida y solidaria. Estas dos naturalezas distintas de los marcianos y las venusianas chocan. Él cree estarla ayudando cuando expresa su opinión, pero ella piensa que él se está comportando de forma fría y desconsiderada, o que no entiende lo que ella le está diciendo.

Aquí tienes algunos ejemplos de un hombre que parece quitarle importancia a un asunto:

«No te preocupes.»

«Lo que deberías hacer es…»

«No le des más vueltas.»

«No es tan importante.»

«Esto no es lo que ha ocurrido.»

«Esto no es lo que él ha querido decir.»

«Esperas demasiado.»

«Así son las cosas.»

«No te disgustes tanto.»

«No deberías dejar que te hablen así.»

«Haz lo que quieras.»

«No dejes que te traten de ese modo.»

«Es sencillo, di sólo…»

«Todo cuanto debes hacer es…»

«¡Olvídate del tema!»

«No hay para tanto.»

«¡Ya has hecho todo cuanto podías!»

«No debes sentirte así.»

Estos comentarios marcianos son de apoyo, pero una venusiana los interpreta como una ofensa. Quizá si está intentando resolver un problema le servirán, pero si está disgustada, le sentarán fatal. Incluso pueden parecerle condescendientes. Es decir, estos comentarios producen testosterona y no oxitocina. Ella los interpreta como si su hombre le estuviera diciendo que no le dé el coñazo a no ser que sea una emergencia de verdad. Y esto no es una invitación demasiado buena cuando ella le pide que le eche un cable porque lo necesita.

En lugar de soltar un comentario para resolver el problema, un hombre relajará más a su compañera si la escucha, emitiendo sonidos tranquilizadores o comprensivos. Y también puede utilizar la técnica de la charla venusiana descrita en el capítulo 6, que sólo requiere que él diga: «Cuéntame más cosas». La paciencia, la atención y la concentración de la que hace gala cuando su pareja le cuenta lo que la tiene preocupada es lo que aumenta el nivel de oxitocina en ella. Darle soluciones o quitarle importancia al problema suele aumentarle la testosterona y bajarle el nivel de oxitocina.

Un hombre se comunica mejor con su pareja si la escucha más en lugar de proponerle una solución fácil a la menor oportunidad.

De esta forma y de otras, un hombre sin querer o sin proponérselo le da a entender a su pareja que no está dispuesto a ser su Solucionaemergencias. Y la mujer, al no conocer la mentalidad masculina, se priva de su Solucionaemergencias sólo porque le falta el valor y la tenacidad para pedirle lo que quiere. Esta cuestión es fundamental en los esfuerzos de cualquier pareja para mejorar la comunicación mutua. A medida que una mujer aprenda a comunicar mejor sus necesidades, más la escuchará su pareja y mejor se enterará de cuáles son. Y al cabo de poco, él verá que tanto si es una Emergencia con «E» mayúscula como una emergencia con «e» minúscula, que lo que su compañera le está pidiendo es una verdadera emergencia. ¡Ella necesita ayuda! Eso es lo único que él precisa para encontrar la energía que le motive a echarle un capote. Y cuando lo haga, ella sabrá que puede contar con él y confiará en su compañero en lugar de guardarle rencor, lo cual le producirá a ella muchísima oxitocina. En realidad, es lo que más se la produce.

El Comité para Mejorar el Hogar

Como sucede con todo lo demás en el universo de Marte y Venus, las mujeres meten la pata tanto como los hombres. ¡Espero que estéis preparadas, damas, porque ahora os toca a vosotras!

Uno de los mayores errores que comete una mujer —el que puede impedirle disponer de su Solucionaemergencias— es darle a su compañero un consejo sin que él se lo pida. A las mujeres les encanta dar consejos. Incluso esperan el momento. Los consejos son una especie de ayuda, y ofrecerla produce oxitocina. Una mujer también se siente unida a otra mujer que le ofrece consejo o ayuda. Por eso cree que su marido estará encantado de que ella le aconseje a él también, lo que favorecerá el mismo espíritu de unión en la relación. A veces está tan entusiasmada con esta nueva oportunidad que crea lo que yo llamo un

Comité para Mejorar el Hogar. ¡Su finalidad es sobre todo mejorar a su pareja! Al igual que los hombres tienen un gen de Don Manitas, las mujeres tienen un gen de Doña Mejoradora del Hogar que las predispone a intentar mejorar a su hombre mucho más. Lo ven como una muestra de afecto y creen que así se sentirán más unidos.

Aunque a un hombre le guste hacer cosas con su pareja, sobre todo si a ella esto la hace feliz, su necesidad de hacer cosas por su cuenta es mayor aún. Por eso no pide enseguida indicaciones para llegar a un lugar u otro tipo de ayuda. Los consejos que ella le da le irritan. Incluso le fastidian.

Aquí tienes algunos ejemplos del *Comité para Mejorar el Hogar* de una mujer:

«¿Te vas a poner esa corbata?»

«¿Has comido hoy?»

«¿Le hablaste al abogado del asunto?»

«¿Por qué necesitas comprar otro?»

«¿Cuándo vas a guardar eso?»

«¿No te parece que ya es hora de cortarte el pelo?»

«Necesitas comprarte camisetas. Éstas están agujereadas.»

«No corras tanto, te van a poner una multa.»

«¿Cuándo vas a limpiar el estudio?»

«¿Cómo puedes pensar con la música tan alta?»

«¿Cuándo vas a cortar el césped?»

«La próxima vez es mejor que leamos las críticas.»

«¿Te has lavado las manos?»

«Ya te has tomado un postre.»

«No estás descansando lo suficiente.»

«La próxima vez planifícalo con más tiempo.»

«¡Te has olvidado de la caja! Si la hubieras dejado a la vista no te habría pasado.»

«Acuérdate de hacer las reservas.»

«Tienes que ordenar tu armario.»

Una forma mejor de apoyar a un hombre es darle un montón de espacio para que lo haga todo como él quiera. En lugar de intentar hacerle cambiar o mejorar, fíjate en lo que hace bien y demuéstrale que le aprecias. Cuando una mujer reconoce lo que su marido ha hecho, le está ayudando a reponer sus niveles de testosterona. Y al volver a casa por la noche y ver que su compañera agradece lo que hace por ella, se relaja y se renueva, con lo que necesita estar menos tiempo en la cueva.

Aceptar nuestras diferencias naturales

Cuanto más conscientes somos de nuestras diferencias naturales, más tolerantes nos volvemos con ellas cuando surgen. En vez de pensar qué mosca le ha picado a nuestra pareja, podemos dar el sutil paso de preguntarnos en qué hemos fallado en nuestra manera de tratarla. En lugar de suponer que está siendo desconsiderada aposta, podemos ver que lo hace por torpeza, o como he dicho antes, por desconocimiento. La verdad es que no lo hace para fastidiarnos.

Es reconfortante recordar que nuestra pareja no nos fastidia aposta sino por desconocimiento.

A veces no tenemos idea de lo que nuestra pareja está haciendo o de por qué lo hace. Los hombres y las mujeres somos simplemente diferentes.

Aceptar nuestras diferencias hace en el acto que nuestra relación sea más agradable. Muchas personas se sienten agobiadas porque creen que deben sacrificarse y renunciar a sí mismas, al menos en parte, para complacer a su pareja. Pero deben cambiar de actitud.

Todas las relaciones requieren ajustes, pactos y sacrificios, pero esto no significa que debamos renunciar a quienes somos. Podemos decidir verlo como un acuerdo. La vida de pareja exige compartir y sacrificarse, no siempre podemos hacer lo que nos plazca. Al comprenderlo, nuestros horizontes se ensanchan y nuestro amor aumenta.

La palabra «sacrificio» tiene una connotación negativa, pero podemos darle una valoración positiva si aceptamos que sacrificarnos vale la pena. Puede ser un acto de amor que, como la raíz de la palabra indica, es sagrado. ¿Acaso no me sacrifiqué hace décadas cuando me pasé las noches en blanco consolando a mi hijo que estaba enfermo o asustado? Para mí fue un acto sagrado, porque me agrandó el corazón.

Pero ahora llevaré el tema a un nivel más cotidiano, a uno que tiene que ver más con los sacrificios diarios que comporta una relación amorosa. Si a mí me gusta correr con el coche pero mi mujer quiere que vaya más despacio, sentiré que tengo que sacrificar mi necesidad de correr por su necesidad de seguridad. Incluso puedo sentirme controlado y resistirme al trato. Pero al comprender que ella necesita sentirse apoyada para producir oxitocina, el sacrificio me parece razonable y válido. Aminorar la velocidad ya no me parece un sacrificio, sino un ajuste o un acuerdo, porque los sentimientos y las preferencias de mi mujer me importan. Conducir más deprisa me relaja, ya que al ser un varón, cualquier simple acción seguida de la respuesta deseada me produce testosterona. Cuanto más rinde el coche, mejor me siento. Pero como cuando corro mi mujer se estresa más, no lo hago. No significa que deba renunciar a ello, sólo que cuando viajo con ella en el coche conduzco más despacio. Y esto no es más que un pequeño ejemplo de cómo lo que antes me parecía una petición poco razonable, ahora me parece bien porque entiendo las distintas formas en que los hombres y las mujeres se enfrentan al estrés y se relajan.

Al comprender que ambos sexos nos enfrentamos al estrés de distinta manera, nos resulta más fácil llegar a un acuerdo.

Veamos ahora algunos ejemplos que tienen que ver con las mujeres: *montar a caballo y comprar zapatos.*

Dicen que montar a caballo tiene sus riesgos, es como correr con el coche. Pero a las mujeres las relaja por la cariñosa relación (les produce oxitocina) que mantienen con su montura. Ellas alimentan y cepillan al caballo, y el cuadrúpedo a cambio las lleva a cuestas a su destino. Montar a caballo requiere sensibilidad, paciencia y, lo que es más importante aún, estar dispuesto a confiar en tu compañero. Es lógico que más del 70 por ciento de jinetes sean mujeres.

A las mujeres comprar zapatos o complementos las relaja y les produce un montón de oxitocina. Si echas un vistazo al armario de una mujer, te encontrarás con hileras de zapatos de distintos colores para cada estación, ambiente o conjunto. Saben los colores que más se llevan... y la lista es larga y está llena de nombres curiosos como «aberenjenado». ¿Cuáles son, en cambio, los colores que están de moda para los hombres? Los mismos que el año pasado y que los anteriores: el negro y el marrón.

La variedad de colores y texturas que las mujeres ven cuando van de compras son como una golosina para ellas. Pero a ellos los agobian. Una mujer se patea el centro comercial de arriba abajo, mirando a derecha e izquierda. Pero si ha obligado a su hombre a acompañarla, él avanza pesadamente con la vista clavada al frente, esperando ver un banco para sentarse o la señal de salida. Para ella es una oportunidad de producir oxitocina: le permite satisfacer las necesidades de otros comprando postales para las amigas, juguetes para sus hijos y una blusa para su madre. Él, por el contrario, se está quedando sin una gota de testosterona. Si no encuentra el departamento de electrónica pronto, puede morirse.

No es que los hombres odien ir de compras y a las mujeres las chifle, sino que ellas lo hacen por el mero placer de descubrir cosas nuevas, mientras que ellos necesitan fijarse un destino y un objetivo muy claros. ¡Y si una mujer quiere que su hombre la acompañe encantado a un centro comercial, tiene que poner este objetivo en la lista para el Solucionaemergencias!

Nuestros cerebros son diferentes

Quizá creas que ya he dicho todo cuanto debía decir sobre los hombres, las mujeres y las compras, pero antes de dejar atrás el ejemplo y el capítulo, quiero que comprendas lo distinto que es el cerebro de un hombre del de una mujer. Lo cual nos lleva a por qué las mujeres necesitan al Solucionaemergencias.

¿Sabes por qué a las mujeres les gusta tanto ir de compras? Podría muy bien ser porque entre el hemisferio derecho y el izquierdo del cerebro tienen un 40 por ciento más de tejido conjuntivo que ellos. Los hombres utilizan un hemisferio cada vez, en cambio las mujeres usan los dos, hagan lo que hagan.

En la práctica, esto significa que cuando un hombre utiliza el hemisferio derecho del cerebro —la parte que rige la diversión—, el hemisferio izquierdo, el de la seriedad, está inactivo y en reposo. Pero cuando una mujer utiliza el hemisferio derecho, la parte de la diversión y la creatividad, el hemisferio izquierdo, el de la seriedad, sigue activo. Aunque haga algo divertido y placentero, su otra parte del cerebro es consciente de sus responsabilidades. ¿Ves ahora por qué las mujeres tienen esta clase de necesidades en su vida? ¿Comprendéis ahora, caballeros, por qué tantas cosas de las que vuestra pareja quiere que hagáis son emergencias? Su lista es larga y siempre la tiene presente, haga lo que haga.

Cuanto más comprendamos las diferencias hormonales entre ambos sexos, más fácil nos resultará congeniar con nuestra pareja y satisfacer sus necesidades. En lugar de esperar a que piense y actúe como nosotros, podremos considerar lo que haremos o diremos en función de su mayor interés. Sobre esta base de entendimiento y buena voluntad se asentará el respeto mutuo y un creciente aprecio, si ésta es nuestra meta. Esta búsqueda no hará más que aumentar el amor en nuestra relación.

Cuando respetamos mutuamente nuestras diferencias, el amor aumenta en la relación.

En el siguiente capítulo trataré más a fondo las diferencias entre hombres y mujeres y el papel que desempeñan en una relación afectiva. Veremos cómo contribuyen a encontrar el amor y mantener una relación duradera, y también cómo pueden, si no nos andamos con tiento, destruir una relación.

8

LA COLISIÓN AMOROSA DE VENUS Y MARTE

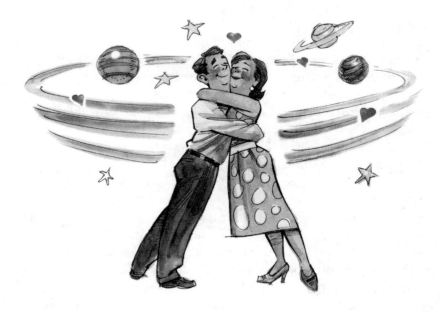

PARA RESPETAR AL OTRO EN UNA RELACIÓN DE PAREJA
DEBEMOS RECONOCER QUE SOMOS DIFERENTES
Y APOYAR ESTAS DIFERENCIAS.

En su relación idealizada, un hombre típico sigue fantaseando con que al volver a casa cada día satisface plenamente a su mujer, la cual, además de haberle preparado una cena de *gourmet* y haber encendido el fuego en la chimenea, ha marcado con pétalos de rosa el camino al dormitorio. Si bien la mayoría de mujeres de hoy no tienen ni el tiempo ni la energía para hacer realidad esta fantasía masculina, ellas también tienen su modesto aunque poco realista sueño. Sueñan que al final de la jornada al volver a casa las espera un marido cariñoso y solidario.

No necesitan que sostenga un batidor, un plumero o una rosa de largo tallo. Sólo quieren recibir un beso, una palabra cariñosa, y saber que él las adora. Quieren ser vistas como esposa.

De varias maneras y en distintos grados, las mujeres quieren que su hombre sea más como una mujer. Ahora que trabajan y que andan escasas de tiempo, quieren que los hombres tengan la misma responsabilidad en las tareas domésticas y en la relación con ellas. Ya no les basta con que mantengan a la familia. Si ellas trabajan tanto fuera como dentro de casa, creen que él también debe hacerlo. Y en su opinión él también debería intentar estar un poco más presente en la relación. Debería ser un hombre comprensivo que estuviera deseando hablar de los problemas del día y colaborar en los menesteres domésticos. Al final de la jornada debería ocuparse de hacer algunos arreglillos en la casa —el buzón torcido, el revoque descascarillado, un cortocircuito— y llevarla después volando a una velada romántica que hubiera planeado hasta el último detalle.

Pero los hombres tienen sus propias preferencias. Al igual que una esposa quiere que su marido cambie con el tiempo, un marido quiere que su mujer sea como era su madre hace treinta años o más. Creen que las mujeres deben ser divas domésticas, y estar además pendientes de ellos las veinticuatro horas del día y satisfacer todas sus necesidades. Pero, por supuesto que son unos ilusos. No tienen ni idea de la clase de creatividad y destreza que se necesita para crear un hogar acogedor que vaya como una seda.

El estrés aumenta cuando las expectativas poco realistas chocan con la realidad moderna.

Las órbitas de Venus y Marte han colisionado. Las parejas de hoy no saben cómo crear y mantener una relación afectiva, por eso andan tan estresadas.

Gran parte de la tensión viene del cambio de papeles de la mujer. Las mujeres de hoy tienen el doble de responsabilidades que sus madres. Además de verse obligadas a trabajar por la presión económica a la que están sometidas, cargan con el imperativo ancestral, y quizá genético, de las tareas domésticas. A diferencia de los hombres, el instinto protector y maternal de las mujeres se compone de una singular serie de anhelos heredados, deseos, necesidades y principios desarrollados por una larga línea de predecesoras competentes y orgullosas de sí mismas. Pero la mujer de hoy, a diferencia de su madre, intenta mantener este legado al tiempo que se gana la vida y trabaja de nueve a cinco.

Las mujeres modernas no están estresadas sólo por el trabajo. Lo explicaré con dos actitudes opuestas. A la mayoría de hombres les encanta vivir en un hogar bonito y ordenado, pero al volver por la noche, aunque la casa esté hecha un desastre, se relajan como si nada mirando la tele. El desorden no les importa demasiado. En su mundo, relajarse es la máxima prioridad, por eso cuando llegan no ven más que su cómodo sillón. Después de una larga jornada, la mera idea de volver a casa hace que un hombre suspire aliviado y empiece a relajarse.

Pero las mujeres son muy distintas. Sólo pensar que han de volver a casa les pone los pelos de punta. Piensan en los platos sucios y en la montaña de ropa sucia. Cada célula de su cuerpo dice: «Limpiar la casa es lo primero, después ya descansaré». ¿Descansar? ¡Ni de coña! Su tiranizada mente las hace sentirse culpables si no cumplen con las tareas domésticas que se espera que hagan. A lo largo del día han ido creando mentalmente una lista de todo cuanto deben ocuparse antes de poder descansar o divertirse.

Un hombre también tiene, por supuesto, su lista de tareas, pero lo más probable es que esté muerta de risa en el escritorio de la oficina. A partir de las cinco de la tarde es libre, y su mujer no entiende por qué no le apetece dedicar parte de su «tiempo libre» a colaborar en algunas tareas del hogar. ¿Acaso no es también su casa?

Al llegar a casa del trabajo, los hombres quieren relajarse, pero las mujeres sienten la presión de una lista inacabable de lo que tienen que hacer.

Para resolver este choque inevitable de roles y responsabilidades, los hombres y las mujeres sólo pueden esperar entenderse mejor. Los hombres necesitan reconocer el peso con el que carga su compañera y colaborar en el hogar, evitando presionarla para que esté impecable. Ella ya está sometida a suficiente presión. Incluso la más pequeña insinuación puede hacerle perder los nervios. Y las mujeres, por su lado, deben ser conscientes de los límites de lo que un hombre puede y no puede hacer para apoyarlo más. Él no va a convertirse en una mujer.

La mayoría de hombres no están preparados para ser la pareja doméstica, comunicativa y romántica que las mujeres de hoy parecen desear. Quizás intenten hacer realidad esta fantasía por un tiempo, incluso durante años. Pero cuando la situación se vuelve insostenible, no son los hombres los únicos que acaban frustrándose y desilusionándose. El hombre que tiene una mujer que aprecia lo que él puede ofrecerle sin pedirle que vaya en contra de su naturaleza masculina es muy afortunado. Pero aún lo es mucho más la mujer que sabe aceptar a un hombre tal como es, porque cada vez recibirá más de él.

Las mujeres tampoco están a la altura de las nostálgicas fantasías masculinas. Un hombre no puede esperar que su mujer cree un bello hogar sin su ayuda, esté siempre como unas castañuelas sin que él satisfaga ninguna de sus necesidades, y le apetezca tener relaciones a cualquier hora. Muchas mujeres intentan hacer realidad esta fantasía para que la magia del amor no desaparezca, pero acaban sintiéndose engañadas y traicionadas cuando les sale el tiro por la culata. El hombre que sabe que una mujer necesita que la ayuden en casa, tener una buena comunicación con su pareja y ser objeto de gestos románticos es muy afortunado, porque su mujer es muy feliz.

Cómo encontrar el amor verdadero

Pese a todas nuestras fantasías, lo cierto es que la fantasía del amor no es más que una pobre imitación de lo que en realidad buscamos: una relación sólida, solidaria y divertida basada en la comprensión mutua. Lo que queremos es encontrar el amor verdadero, y si buscamos una pareja con expectativas realistas, lo encontraremos. Pero en el tortuoso camino del amor duradero, el mayor obstáculo no son las diferencias entre los sexos, seamos justos, sino el estrés. Cuando el estrés personal disminuye considerablemente, el estrés de la relación también cae en picado. Cuando en una relación buscamos el modo de eliminar el estrés que los dos llevamos a casa, las diferencias entre los sexos dejan de ser un obstáculo. Cuando el estrés no está presente, nuestras diferencias se pueden convertir en una gran fuente de satisfacción mutua.

Los hombres y las mujeres no se quejan de su pareja cuando se sienten bien. Los problemas y las exigencias sólo surgen el día que un miembro de la pareja, o ambos, están estresados. Incluso nuestras expectativas poco realistas aparecen casi siempre al intentar que nuestra pareja nos alivie el estrés. El nuevo conocimiento hormonal de cómo los hombres y las mujeres viven y afrontan el estrés nos muestra que el instigador de la mayoría de malentendidos y broncas no son Fulanito o Menganita, sino una sustancia bioquímica llamada cortisol. Es la hormona del estrés de la que he hablado antes. Éste es el verdadero enemigo.

Todos sabemos que en una relación de pareja que está en la cuerda floja uno de los dos exclama a veces: «Tú no tienes nada que ver, cariño, soy yo el que tiene la culpa». El que lo dice tiene mucha razón y es un buen ejemplo de lo que acabo de explicar. El problema no viene sólo del estrés de nuestra pareja, sino también del nuestro. Al aprender a relajarnos, estaremos mejor preparados para ayudar a nuestra pareja a relajarse. Si procuramos ver el mundo a través de sus ojos, los dos podremos olvidarnos de nuestras exigencias y expectativas poco realistas. Y así es como encontraremos la aceptación, la confianza y el aprecio que forman parte de lo que llamamos «amor verdadero».

Cuando el estrés disminuye, las diferencias entre los sexos dejan de ser un obstáculo.

Gracias a estas nuevas herramientas y conocimientos sobre las necesidades de una mujer, un hombre puede ayudar a su pareja a superar sus nuevas fuentes de estrés sin estresarse él más. Puede ofrecerle el apoyo doméstico, comunicativo y romántico que una mujer anhela, y aunque no sea de la manera que ella esperaba, es perfecto para las necesidades de ambos.

También las mujeres pueden aprender a reducir el estrés de su pareja ayudándole a ver que es muy bueno apoyándola. Por cierto que un hombre necesita recibir apoyo doméstico, comunicarse positivamente con su pareja y mantener una vida sexual saludable, pero para él y su nivel de estrés lo más importante es sentir que ha conseguido satisfacer a su compañera en cierta medida.

Encontrar el modo de darle a entender a un hombre que sabe satisfacer a su mujer no es lo mismo que sacrificarse por él. Ella no necesita renunciar a sus necesidades sólo para no darle la lata. Las mujeres de hoy necesitan más que nunca a su pareja y toda la ayuda que ésta pueda prestarles. El problema está en que no siempre saben cómo pedir apoyo y ayuda de una forma que sea realista para un hombre y que le dé a entender que ella aprecia sus esfuerzos. Cuando las expectativas de la mujer son realistas y su hombre puede cumplirlas, él siente que es capaz de complacerla y su estrés disminuye. El único sacrificio que requiere de ella es renunciar a sus ideas poco realistas de lo que él «debería hacer» y aceptar cómo son realmente los hombres. Es una fórmula que funciona en una relación. Y también tiene que ver con el amor verdadero.

Recuerdo que hace seis años lo vi claramente en mi matrimonio con Bonnie. Después de tener una experiencia increíble haciendo el amor con ella, le comenté: «Ha sido tan fabuloso como al principio». Nunca olvidaré su respuesta. Me dijo que la experiencia había sido incluso mejor que al principio de nuestra relación. ¿Por qué? «Porque ahora, pese a haber visto lo mejor y lo peor de mí, sigues adorándome. Esto es el amor verdadero.»

Aquel día Bonnie me ayudó a ver que el amor no es sólo hacer realidad una fantasía de la perfección donde todas tus necesidades son satisfechas, sino compartir una vida en la que procuras colmar al máximo las necesidades del otro. Perdonar a tu pareja por sus errores y aceptar sus limitaciones te satisface tanto como apreciar sus numerosos dones y éxitos.

Físicamente somos distintos

¿Cómo podemos aceptar y apreciar a nuestra pareja? El primer paso es reconocer que los hombres y las mujeres somos distintos físicamente. Con independencia de la educación recibida y de cómo el mundo nos ha tratado, nuestras diferencias son sobre todo cerebrales y bioquímicas. Comprender estas diferencias físicas nos ayuda a olvidarnos de nuestras expectativas poco realistas y a aceptar que los hombres siempre van a ser hombres, y las mujeres siempre van a ser mujeres. Cuando empezamos a explorarlas juntos, estas diferencias parecen muros que deben saltarse o derribarse. Pero cuando conocemos el yin y el yang de la distinta existencia que compartimos y los apreciamos, salta a la vista que los hombres y las mujeres nos complementamos a la perfección. Estamos hechos los unos para los otros.

Pero muchas parejas nunca llegan a descubrirlo. La relación se rompe durante el noviazgo, la petición de mano o más tarde, cuando el matrimonio naufraga y acaba en divorcio. Las parejas que no se equipan desde el principio con una buena caja de herramientas para mantener viva la magia del amor, mejorar la comunicación y saber pedir ayuda al otro, acaban distanciándose. Y por eso cuando rompen les oímos decir:

«Éramos demasiado distintos como para que nuestra relación funcionara.»

«Él era demasiado cabezota y no quería cambiar.»

«Estaba demasiado necesitada. Sólo pensaba en sí misma.»

«¡El egocéntrico era él! Le importaba un bledo tanto yo como mis sentimientos.»

«Por más que intentaba complacerla, nunca le bastaba. Siempre le encontraba alguna pega a todo cuanto yo hacía.»

«Le daba miedo la intimidad, y cada vez que empezábamos a estar más unidos, él se alejaba.»

«Todo iba estupendamente hasta que él cambió.»

«Yo era su objetivo. Ella siempre estaba intentando cambiarme.»

«Poco a poco nuestros hijos se volvieron para ella más importantes que yo.»

«Lo único que a él le importaba era su trabajo.»

«Me sentía totalmente controlado y manipulado.»

«Nunca me sentí lo bastante segura como para abrirle mi corazón.»

«Ella es demasiado emocional. Me acabó agotando.»

«Él nunca me escucha. Lo único que quiere es resolver mis problemas.»

Estas afirmaciones vienen sobre todo de malentendidos o tergiversaciones. Todas estas personas no han entendido a sus parejas ni las han aceptado. No es de extrañar que hayan sufrido en la relación. Tanto si estamos casados como si somos novios, ¿cómo podemos compartir el tiempo con alguien que no nos conoce y que no nos quiere lo suficiente como para intentar conocernos?

Los matrimonios que funcionan, los que son felices año tras año, afirman que hace mucho que dejaron de intentar cambiar a su pareja. Esta clase de aceptación no nos convierte en un felpudo para el otro, sino que es fundamental para un amor duradero. Cuando los dos miembros de una pareja conocen sus diferencias y consiguen manejarlas, pueden trabajar juntos para alcanzar todo lo que cada uno quiere y necesita de la vida y el amor. La vida en pareja no es un lecho de rosas, y nunca lo será, pero nuestro nuevo conocimiento de cómo las hormonas afectan al amor, la vida y la felicidad nos ayuda a dar los primeros pasos para alcanzarlo. Al menos ahora sabemos por qué las venusianas y los marcianos son tan distintos, ¿no?

Tenemos que comprender que nuestros cerebros son diferentes

Como he dicho a lo largo del libro, una de las mayores diferencias entre los sexos es cómo respondemos al estrés. Los hombres tienden a desconectar y olvidarse de sus problemas, en cambio las mujeres intentan conectar y compartirlos. Esta simple diferencia entre los sexos es la que, más que ninguna otra, puede hacer estragos en una relación si no se entiende y maneja como es debido. Por más tentador que sea considerar nuestra distinta forma de afrontar el estrés como un problema, debemos verlo como un «hecho» más de la vida. En realidad, el mayor problema surge cuando intentamos hacer cambiar a nuestra pareja para que se enfrente al estrés igual que nosotros. Pero esto no funciona.

Nuestro modo de relajarnos es una expresión directa de nuestra anatomía cerebral. Como hemos visto en el último capítulo, el cerebro de un varón tiene menos tejido conjuntivo que el de una mujer. Cuando una mujer usa una parte de su cerebro, también se activan otras regiones cerebrales. Pero cuando un hombre usa una parte de su cerebro en gran parte, la sangre sólo fluye a esa parte. Las otras permanecen casi inactivas hasta que las necesite.

Por eso los hombres sólo pueden hacer una cosa a la vez y las mujeres muchas. Y también es la razón por la que él se olvida de comprar la leche al volver a casa, pues estaba pensando en el trabajo. ¿Significa que es un desconsiderado? Si su mujer no sabe cómo funciona el cerebro masculino, podría llegar a pensarlo.

En el cerebro de una mujer, repleto de neuronas, hay muchas más conexiones entre el hemisferio izquierdo y el derecho que en el de un varón, por eso siempre se activa en mayor medida. Cuando una mujer está estresada, tiende a sobreestimularse y agobiarse más que un hombre. ¿Significa que es débil emocionalmente? Si su hombre no sabe cómo funciona el cerebro femenino, podría sacar esta conclusión. También podría pensar que es una rencorosa si le recuerda cuando está estresada todos los errores que ha cometido. Pero no lo hace para jorobarlo, sino porque su hipocampo, el centro de la memoria del cerebro, recuerda literalmente cada uno de los errores que su pareja ha cometido. Sin embargo, esto también tiene su lado bueno: en cuanto esta mujer se relaje, su asombrosa memoria también recordará todas las cosas maravillosas que él ha hecho por ella.

El cerebro de una mujer está diseñado para hacer varias cosas a la vez. Y el de un hombre, sólo una.

Quizá te preguntes si creo tanto en las diferencias entre los sexos que pienso que no hay ninguna excepción. Claro que no. Por ejemplo, sé que muchos hombres pueden hacer varias cosas a la vez. Pongamos el caso de un realizador de televisión. Hace muchas cosas al mismo tiempo: da la orden a tres cámaras para que filmen, hace que cinco o seis actores entren en acción y escucha las líneas de la escena mientras oye al director técnico por los auriculares. Pero una realizadora de televisión haría lo mismo mientras utiliza otras neuronas de su cerebro para pensar en lo que hará de cenar, dónde comprará el pastel para la fiesta de cumpleaños de su hijo y lo que se pondrá cuando celebre con su marido su aniversario de bodas. El realizador de televisión, por el contrario, cuando está concentrado en su trabajo puede olvidarse incluso de algo importante, como el partido de béisbol de su hijo o del cumpleaños de su mujer.

Veamos si puedo arrojar un poco más de luz sobre cómo ambos sexos hacen frente al estrés de distinta forma por la estructura de sus cerebros. El filósofo Platón observó que el cerebro tiene dos hemisferios: uno para los asuntos serios y el otro para la diversión. Creía que la parte de la diversión existía para que la parte encargada de lo serio pudiera descansar.

Platón tenía razón en lo que respecta a los hombres.

Cuando un hombre deja de usar el hemisferio izquierdo y activa el derecho, se empieza a relajar automáticamente. Puede hacerlo en un periquete, sin ningún problema. Y su cuerpo empieza a reponer de manera automática la provisión de testosterona, la hormona que combate el estrés.

Pero las mujeres no se pueden dar este lujo. Como los dos hemisferios de su cerebro están tan conectados, nunca se olvidan de sus responsabilidades: ni siquiera cuando están enfrascadas pintando un cuadro o esquiando por la pista. ¿Entiendes ahora por qué una mujer protesta cuando su pareja le dice que «se olvide del asunto»?

Es un excelente ejemplo de por qué los hombres y las mujeres, aunque sean diferentes, se complementan tan bien: mientras él se relaja y se olvida de los problemas, y así combate su estrés, ella los tiene presentes. Cuando él tira la toalla, ella se aferra a la esperanza. Y también ocurre a la inversa. Cuando una mujer se agobia por su sobrecargado cerebro, la concentración unidireccional del hombre —si va acompañada de amor y comprensión— puede tranquilizarla y ayudarla a reponer su nivel de oxitocina, la hormona que la relaja.

Nuestra distinta estructura cerebral hace que los dos sexos nos complementemos. Lo que tenemos aquí es una prueba del dicho que reza: «El trabajo de una mujer nunca se acaba». La parte responsable de su cerebro nunca se desactiva. De hecho, cuando Platón hablaba de la importante función de la diversión o del esparcimiento, ni siquiera se estaba refiriendo a las mujeres. ¡Por suerte!, porque a una mujer no le funciona ser como un hombre. No puede relajarse y olvidarse de los problemas del día sólo porque ella o su hombre así lo deseen. Una mujer se enfrenta al estrés compartiendo sus problemas y participando en actividades que producen oxitocina. No se olvida de ellos para descansar. Y a un hombre tampoco le funciona ser más como una mujer. No va a renunciar a la cueva ni se va a poner a trajinar por la casa para relajarse.

Las importantes diferencias en nuestra anatomía cerebral son reales y, si las aceptamos, además de ayudarnos a interpretar a nuestra pareja con una actitud más positiva, también hacen que dejemos de esperar que piense, sienta y actúe como nosotros. Incluso me atrevería a decir que esperar encontrar similitudes entre los hombres y las mujeres es una de las principales razones por las que las venusianas están que arden y los marcianos son un témpano de hielo. Las mujeres creen que preferirían que su hombre fuese más como una mujer, pero en el fondo lo que una mujer necesita es enfrentarse de otras formas al nuevo estrés de vivir en un mundo dominado por la testosterona. En lugar de cambiar a los hombres, las mujeres deben incluir en su vida más actividades que les produzcan oxitocina. Si no logran encontrar el modo de relajarse que necesitan, sólo conseguirán que su hombre se adentre aún más en la cueva, y durante más tiempo.

Una mirada al futuro

Si lo que buscamos es el amor verdadero, debemos ser muy conscientes de los desestabilizadores cambios que el progreso social y el económico han provocado en nuestras relaciones. Ahora que la frontera entre los roles de ambos sexos se ha difuminado —las mujeres trabajan fuera de casa y los hombres intentan conectar más con su lado femenino—, debemos encontrar el modo de volver a establecerlos con la claridad de antes. No estoy diciendo que renunciemos a los cambios que han sido un progreso innegable, sobre todo para las mujeres. Pero debemos recordar que es bueno que los hombres sean hombres y que las mujeres sean mujeres. Bueno, para mí esto último es todavía mucho mejor. Nuestro mundo no funcionaría si las mujeres no fueran quienes son.

Las mujeres son las guardianas del amor, la familia y las relaciones. Cuando dejen de ser mujeres estaremos perdidos, y no creo que esto sea una exageración. Las mujeres les recuerdan a los hombres lo que es importante en la vida. Son las transmisoras de la sabiduría del corazón e inspiran a los hombres a actuar con toda sinceridad. Éstos, por su parte, suelen tener una gran visión de adónde quieren llegar en la vida, pero las mujeres les ayudan a alcanzarla dándoles una sólida base de lo que es más importante en ella. Si las mujeres acaban volviéndose demasiado como los hombres, ellos perderán el sentido, el norte y la inspiración en la vida.

Pero en las relaciones también es problemático cuando los hombres no son plenamente hombres. Nos hemos dejado llevar por la idea de que los hombres deben responder al mayor estrés de las mujeres trabajadoras asumiendo algunos de sus papeles en el hogar. Sin embargo, debido a las diferencias cerebrales y hormonales entre los sexos, los hombres no cambian tan fácilmente como las mujeres, por eso están condenados al fracaso y la frustración desde el principio. Y si bien algunos de los que intentan ampliar sus papeles lo logran en cierta medida, les acaba saliendo el tiro por la culata. Un cambio cultural relativo a los sexos parece fenomenal en teoría, pero en la práctica raras veces crea una mejor relación de pareja.

Muchas veces las mujeres dejan de sentirse atraídas por el hombre que asume más las responsabilidades tradicionalmente femeninas de la casa. Las mujeres creen desear que su marido vea el desorden del hogar, se ocupe de parte de las compras y bañe a los niños, pero cuando lo hace, la chispa de la relación se debilita. Y cuando él empieza a hablar de sus sentimientos, es todavía peor. A veces esta situación provoca el temido intercambio de roles del que he hablado antes.

Aquí tienes algunas de las cosas que como psicólogo suelo escuchar en esta clase de situación:

«No sabía que fuera tan sensible. Me siento como si tuviera que andarme con pies de plomo para no herir sus sentimientos. Le quiero, pero ahora siento que tengo que protegerle.»

«Ya no me pone cachonda. Ahora le quiero como amigo, pero no como amante.»

«Me sabe mal decirlo, pero sus necesidades me importan un comino. Antes era él el que se interesaba por mí, pero ahora no piensa más que en sí mismo.»

«Hemos intercambiado los papeles. Ahora es él el que quiere siempre hablar y yo la que quiere que me deje en paz.»

«Está enfurruñado y deprimido todo el tiempo. Ahora es una fuente más de preocupación en mi vida.»

«¡De qué me sirve si él se acaba estresando más que yo!»

Un hombre que está en contacto con sus sentimientos es atractivo, pero tiene que equilibrar su parte sensible con la fortaleza y la seguridad masculinas. Cuando las mujeres dicen que quieren un «hombre más sensible», lo que buscan en realidad es un hombre que capte sus sentimientos y respete sus necesidades. Los hombres pueden hacerlo sin necesidad de convertirse en mujeres.

Pero el mayor problema en las relaciones modernas no es que los hombres no sean lo bastante femeninos, sino que las mujeres sean demasiado masculinas.

La igualdad de derechos en el trabajo y la victoria en la «guerra de los sexos» fueron logros históricos, pero no todo han sido ventajas. A algunas mujeres la independencia económica les ha significado quedarse solteras, o divorciarse, e invariablemente estresadas. Son las mujeres que esperan que su hombre cambie en el hogar, al igual que ellas se han visto obligadas a cambiar en el mundo laboral moderno donde impera la testosterona.

También hay mujeres que han triunfado en el mundo laboral y que, además de gozar del sueldo y el cargo de un hombre, han ganado mucho más: la inteligencia sexual. Son las mujeres pioneras que marcan el camino al resto.

¿Qué es la inteligencia sexual? Es la inteligencia que estás adquiriendo al leer este libro. Es aprender a entender las diferencias hormonales y cerebrales entre los sexos. Así como encontrar nuevas formas de mantener tu relación de pareja y hacer que progrese, a pesar de las numerosas y a veces desconcertantes nuevas presiones a la que está sometida.

La igualdad entre los sexos no significa que podamos o debamos actuar de la misma manera.

Tal vez estas mujeres, las que han triunfado en el mundo laboral sin renunciar en ningún momento a su derecho a ser mujer, puedan guiarnos poco a poco al futuro que deseo, un futuro en el que los hombres y las mujeres mantengan una relación afectuosa que crezca, no pese a las diferencias entre los sexos sino gracias a ellas.

La igualdad de derechos en el trabajo y el hogar no significa que debamos actuar igual. Esperar que nos fusionemos en un ser perfecto, una cultura laboral perfecta, una relación perfecta o un modo de pensar y sentir perfectos es negar nuestra individualidad y no respetarla. Para respetar a ambos sexos debemos ante todo reconocer que somos distintos y apoyar estas diferencias. El respeto consiste en honrar lo que una persona es y en estar dispuestos a valorar lo que tiene para ofrecernos.

Nos necesitamos mutuamente

A las mujeres de hoy no les gusta pensar que necesitan a los hombres. Pero las que aceptan necesitarlos, incluso en la era de las mujeres independientes, descubren que los atraen como la miel a las moscas. ¿Por qué? Es muy sencillo. Cuando una mujer necesita a un hombre, él se siente importante. Y cuanto más pueda hacer por ella, más subirá su nivel de testosterona. Si un hombre gana un buen sueldo y una mujer necesita una ayuda económica extra, su receptividad hacia él y su disposición a valorar lo que tiene para ofrecerle hace que él la encuentre muy atractiva.

No quiero decir que las mujeres tengan que ser más pobres o débiles para atraer a un hombre. Pero al menos en alguna parcela de su vida deben reconocer que necesitan de verdad a su compañero.

Esta apreciación se aplica a todas las mujeres, estén solteras o casadas, a medida que su poder adquisitivo sube. La independencia económica hace a menudo que una mujer crea no necesitar a una pareja. Y también valora menos lo que un hombre tiene para ofrecerle. Así es como ella tiene cada vez más expectativas. Y también como él se siente insatisfecho. Y esta espiral negativa no es fácil de parar. A medida que ella da menos en su relación, empieza a esperar cada vez más de él, con lo que éste se siente más insatisfecho todavía, y ella le exige entonces aún más cosas.

Cuando una mujer ve que necesita a un hombre, él se siente valorado y amado.

Si los días en que las mujeres necesitaban a un hombre para que las mantuviera y las protegiera han quedado atrás, ¿para qué lo necesitan hoy? Cuando les hago esta pregunta, muchas mujeres no saben qué contestar o se resisten a cambiar de actitud. Quieren «compartir» su vida con alguien, dicen, pero no «necesitan» a un hombre. Han adquirido una mentalidad tan dominada por la testosterona que necesitar a un hombre no las hace sentir femeninas, sino débiles.

Necesitar a un hombre no es una debilidad, es lo que les da a ellos una razón para vivir. Les da la oportunidad de saberse importantes en la vida de su mujer, y los relaja al producirles testosterona. Necesitar a un hombre también estimula más oxitocina en una mujer y le reduce el nivel de estrés. Cuando una mujer siente que puede depender de alguien para que la ayude, esto le produce mucha oxitocina.

En último término, hasta las mujeres fuertes e independientes admiten tener una diversidad de necesidades. La siguiente lista incluye algunas de las más corrientes.

- Necesita a un hombre romántico que la adore.

- Necesita a un hombre para hacer el amor regularmente.

- Necesita a un hombre para sentirse especial y amada.

- Necesita a un hombre para sentirse acompañada. No quiere sentirse sola al volver a su enorme y bonito hogar o apartamento.

- Necesita a un hombre para que la ayude económicamente, alguien que la mantenga si ella no pudiera trabajar.

- Necesita tener un hombre a su lado para sentirse más segura.

- Necesita un compañero con el que divertirse.

- Necesita a un hombre para compartir sus sentimientos, alguien que se preocupa de su bienestar.

- Necesita el apoyo de una pareja que la eche de menos cuando estén separados.

- Necesita a un hombre para tener una familia al volver a casa.

- Necesita un Capitán Solucionaemergencias que le arregle las averías del hogar. No quiere hacer más de fontanera.

- Necesita una pareja para que su carrera que va viento en popa le vaya mejor todavía.

A algunas mujeres esto les abre los ojos y las ayuda a valorar a los hombres. Los hombres encuentran atractivas a las mujeres que los valoran, y esto es bueno para una mujer que busca pareja. Y si ya está casada, su aprecio le producirá testosterona a su marido, con lo que él se sentirá de maravilla. Ver hasta qué punto los hombres y las mujeres nos necesitamos mutuamente hace también que el amor aumente en la relación. ¿No es por eso que nos alegramos tanto de volver a ver a nuestra pareja cuando hemos estado a punto de perderla en algún terrible accidente? Vemos que nos necesitamos el uno al otro.

Cómo obtener lo que necesitas en una relación afectiva

En los capítulos anteriores he tratado en profundidad las necesidades de los hombres y las mujeres, pero me gustaría hablar también de las tres clases de apoyo que las mujeres suelen buscar, aunque lo hacen de una forma muy poco realista. Son:

1. Una pareja con la que compartir las tareas del hogar y las responsabilidades que comportan los hijos.

2. Un hombre que quiera compartir sus sentimientos y los acontecimientos del día con ella.

3. Un amante romántico que esté pensando constantemente en cómo puede hacerla feliz.

Si él fuera una mujer, podría concederle estos tres deseos fácilmente en menos de lo que canta un gallo. Pero un hombre no es una mujer, y esperar que la apoye como si fuera mujer no haría más que reducir su testosterona y agotarle la poca energía que le queda.

Con todo, no hay que perder las esperanzas. Las mujeres pueden obtener lo que necesitan de su hombre, pero no como se imaginaban. Entender nuestras distintas necesidades con una mayor inteligencia sexual ayuda a las mujeres a ser más realistas en sus expectativas y a darle a éste la información que le faltaba para que pueda apoyarla mejor. Cuando entendemos al otro, la vida en pareja es mucho más fácil.

> **Tener unas expectativas realistas sobre el otro hace que la vida en pareja sea mucho más fácil.**

Al principio de una relación el hombre le da a la mujer el apoyo que ella necesita para producir oxitocina, pero si las necesidades de él no son satisfechas, se acaba quedando sin energía. Los hombres al volver a casa necesitan meterse en la cueva para renovarse. Si pasan de un trabajo a otro, no tendrán tiempo de hacerlo.

No es más que un intercambio. Si él renuncia al tiempo que pasa en la cueva para colaborar en las tareas del hogar, no se renovará ni tendrá los sentimientos románticos que siente cuando su nivel de testosterona es alto y su nivel de estrés bajo. Cuando una mujer quiere más cosas de las que recibe, necesita priorizar lo que es más importante para ella y pedirle a su hombre que la apoye de un modo que a él también le funcione.

Veamos primero cómo ella puede obtener lo que necesita de un modo que a él también le vaya bien y priorizar lo mejor posible sus necesidades para recibir el máximo apoyo.

1. Recibir más ayuda doméstica

Cuando una mujer necesita que su pareja la ayude más en el hogar, debe pedírselo y no esperar que él colabore automáticamente como haría una mujer. Es una expectativa muy común y poco realista que aumenta el estrés de una mujer. Ella acaba suponiendo que a él no le importan sus necesidades. Sentir que no le echa una mano en casa es su mayor fuente de estrés. Si sintiera que él se preocupaba por ella, aunque su compañero siguiera sin ayudarla, su nivel de estrés bajaría mucho.

Cuando un hombre no ayuda a su pareja en las tareas del hogar significa que está esperando que se produzca una emergencia. En muchos casos se alegra de poder ayudarla, pero no sabe que ella le necesita. En otros, quiere descansar y conservar su energía por si surge una emergencia.

A un hombre le gusta ayudar a su mujer cuando ella necesita una solución, o cuando sabe que la hará mucho más feliz si le resuelve el problema. Pero si cree que no se trata de algo importante, piensa que no debe preocuparse por el asunto. Concluye que si ella no le pide ayuda es porque no debe ser importante. A las mujeres les cuesta pedir ayuda, y a los hombres, ofrecérsela. Al igual que a ellas les cuesta saber cuántas cosas le pueden pedir a su compañero sin darle la lata, a ellos les cuesta saber hasta qué punto pueden ayudar a su pareja sin agotarse. Cuando una mujer va aumentando paulatinamente la ayuda que le pide a su compañero y valora el apoyo que él le da, ambos pueden superar poco a poco este nuevo reto en la relación.

Los estudios sobre la inteligencia sexual realizados en la Universidad de Harvard revelaron que cuando un grupo de personas trabajaba en equipo, el estrés de los hombres subía y el de las mujeres bajaba. Pero cuando le pedían al grupo que trabajara competitivamente, el estrés de los hombres bajaba y el de las mujeres subía. Cuando un hombre compite, siente que controla sus acciones y su nivel de estrés baja.

Los hombres no están hechos para las tareas domésticas diarias, pero las emergencias les encantan.

Pero cuando coopera, el estrés le sube, porque siente que no controla la situación. Los hombres pueden cooperar, pero este estudio deja claro lo que las mujeres necesitan saber: para hacerlo, ellos deben sentir que son dueños de sí mismos y de su tiempo.

Con este nuevo conocimiento, una mujer se alegrará más de poder contar con su marido de vez en cuando. Él la ayudará gustoso cuando esté demasiado cansada, o se ocupará del asunto urgente que ella le presente. Pero esperar que colabore a diario en las tareas del hogar acabaría agotándole. Cuando tiene que ver con las tareas domésticas, hay que considerar a los hombres velocistas y no corredores de fondo. Él es su Capitán Solucionaemergencias siempre que sea posible, y conserva la energía y repone su testosterona para ocuparse de las emergencias.

2. Mejorar la comunicación

Como hemos visto, cuando una mujer desea recibir más en una relación, suele ser porque no produce bastante oxitocina para relajarse. He presenciado una y otra vez cómo el sentimiento de insatisfacción de una mujer en su relación se transformaba en amor y agradecimiento sin que su pareja hiciera ningún cambio. Sólo necesitaba que él la escuchara y, de pronto, sin que nada de su mundo exterior cambiara, ella ya se sentía mejor. La comunicación es una de las mayores productoras de oxitocina.

Una mujer sueña con tener un hombre a su lado que desee escucharla hablar de sus sentimientos y de cómo le ha ido el día.

Como ya he señalado, las charlas venusianas le permiten a un hombre satisfacer las necesidades de su compañera sin agotarse. Si bien no es la clase de comunicación con la que una mujer fantasea, le producirá la oxitocina que necesita. Esta clase de apoyo se parece al que los terapeutas dan a sus pacientes porque es una conversación unilateral. Ella habla, él escucha.

Las mujeres deben aprender a pedir que mejore la comunicación en su relación de una manera que a él no le reviente. Y los hombres deben ver que pueden herir a su compañera sin querer con las cosas que dicen y destruir el propósito de la comunicación. A ambos les conviene entender mejor por qué se pelean y cómo pueden reconciliarse. En mi libro *Why Marte and Venus Collide* [*¿Por qué chocan Marte y Venus?*] analizo con más profundidad diversas habilidades de la comunicación para que podamos dar y recibir más cosas de las que queremos en una relación de pareja.

3. Crear una relación romántica

En el pasado se veía con buenos ojos que después de la luna de miel el marido, como buen proveedor de la familia, dejara de estar pendiente de su mujer para dedicarse a su trabajo. A decir verdad, las mujeres estaban encantadas de que así fuera, porque sabían que dependían económicamente de él y que sin el sueldo de su marido no podían sacar adelante a su familia. Era lo que nuestras madres o abuelas querían y necesitaban, pero a las mujeres de hoy esto no les basta.

Las mujeres modernas desean sentir la magia del amor porque éste es un gran productor de oxitocina. Por eso, a medida que se vuelven más independientes económicamente y exitosas en el mundo laboral, sus necesidades amorosas aumentan muchísimo. En la actualidad, cuanto más exitosa sea una mujer, más importancia tiene para ella el amor. La mayor cantidad de oxitocina producida en la relación amorosa la ayuda a relajarse del trabajo, que le genera sobre todo testosterona.

> **Las mujeres exitosas de hoy necesitan el amor como agua de mayo.**

En lugar de esperar que sea siempre él el que se encargue de mantener viva la magia del amor, una mujer necesita recordar que él es de Marte y que tiende a pensar en proyectos con un comienzo y un final muy claros. En cuanto él ha conseguido a su pareja, cree que ya no tiene que preocuparse más del tema. Pero para asegurarse de que su hombre siga satisfaciendo sus necesidades amorosas, ella no debe esperar que se acuerde siempre de mantener viva la magia del amor. Aunque sea mucho más romántico cuando sale de él, si esto no sucede, ella le puede pedir lo que quiere amablemente. Pero tendrá más probabilidades de conseguirlo si no se lo pide mientras intenta que él la ayude en el hogar y que se comuniquen mejor.

Establecer prioridades

Al considerar las tres clases de apoyo adicional que desean las mujeres, hay una clara prioridad de una sobre las otras. Por ejemplo, un hombre puede contratar a alguien para que ayude a su mujer en las tareas domésticas, e incluso un psicólogo para que escuche los sentimientos de ella. Pero no puede contratar a nadie para que satisfaga las necesidades amorosas de su compañera, por eso satisfacerlas debe ser la primera prioridad en una relación. A la mujer que desee aplicar esta lista de prioridades le aconsejo un mé-

> **Un hombre puede contratar a un ama de llaves y a un psicólogo, pero no puede contratar a alguien para que satisfaga las necesidades amorosas de su mujer.**

todo muy práctico. Mi sugerencia es que no empiece recibiendo ayuda doméstica, sino apoyo romántico. Al principio quizá parezca un tanto extraña, pero créeme, la he visto funcionar una y otra vez.

Cuando una mujer quiere que su hombre sea más romántico con ella, ha de decirle directamente que no espera que colabore en las tareas del hogar si está demasiado cansado. Cuando él se muestre sorprendido, ella puede compartir sus nuevos conocimientos hormonales y sobre cómo los hombres se recuperan del estrés. Después, durante varios meses será como las mujeres de antes en el sentido de que le dejará pasar tanto tiempo como le plazca en la cueva. Al poco tiempo advertirá que su compañero es mucho más feliz. Y cuando por fin le sugiera que planee una velada romántica, él estará tan agradecido de que ella lo acepte tal como es y que aprecie lo que hace por su familia, que será otro hombre. Sentirá que está haciendo algo importante para la vida de su mujer, como cuando eran novios. Y planeará una velada romántica maravillosa.

Si ella va a la velada decidida a hacerle sentir como un triunfador toda la noche, advertirá que su marido se vuelve más receptivo a las distintas clases de apoyo romántico que ella desea. Al cabo de poco ella estará más contenta y se sentirá menos agobiada. Y él tendrá más energía para estar incluso más atento si cabe a las necesidades de su compañera.

Este escenario es un preludio excelente para empezar las charlas venusianas con el fin de mejorar la comunicación (segunda prioridad de la lista). Él, sintiéndose de maravilla con el aprecio de su compañera y su propia sensación de triunfo, será mucho más capaz no sólo de oír lo que dice, sino de escucharla de verdad y de comprender lo que ella le está diciendo.

La pareja puede pasar entonces a la tercera prioridad, que es enumerar los esfuerzos que él hace en la casa. Muchas mujeres descubren que mientras su hombre se sienta lleno de energía, se alegra de ocuparse de más tareas domésticas.

Este programa de tres pasos para priorizar el apoyo que una mujer necesita recibir de su marido funciona de maravilla. En lugar de perderte día tras día en quejas y resentimientos sobre tu relación, saldrás de este proceso con una nueva perspectiva, y seguramente con una relación en la que el amor os durará para siempre. En lugar de ver a tu pareja en la otra punta de la mesa e intentar obtener más de ella, ambos os podréis centrar en recibir más cosas de las que cada uno necesitáis. Así descubriréis que tenéis más —mucho más— para daros.

El capítulo 9 nos lleva a la difícil etapa de la menopausia, que no es exclusiva de las mujeres. Los hombres también sufren cambios hormonales. Y si la relación de pareja no es sólida, puede ser una época de la vida desconcertante y estresante.

9

LA MENOPAUSIA ES DE VENUS, LA ANDROPAUSIA DE MARTE

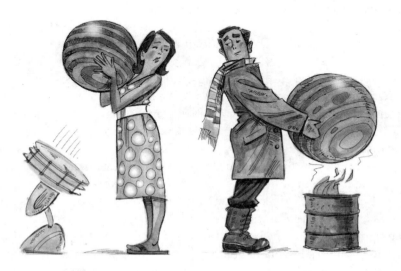

AMBOS SEXOS ESTÁN ENVEJECIENDO PREMATURAMENTE,
Y EL NUEVO ESTILO DE VIDA MODERNO
ES MÁS DIFÍCIL FÍSICA Y EMOCIONALMENTE.

En la relación de un marciano con una venusiana hay una etapa decisiva, una etapa en la que el amor puede disminuir de manera súbita, e incluso desaparecer para siempre. Las mujeres se vuelven irritables y difíciles de satisfacer. Los hombres se deprimen y se vuelven a veces necesitados. Cada miembro de la pareja, desilusionado por el enrarecido ambiente que se ha instalado en la relación, empieza a distanciarse. El estrés sube, los problemas de salud aparecen, y si no se tratan mejorando la dieta, bajando el azúcar en la sangre y asegurándose de que ambos fabriquen las hormonas necesarias para reducir el estrés, la calidad de su relación se deteriorará rápidamente.

Esta desconcertante etapa tan peligrosa para el amor se da entre los 40 y los 55 años. Tiene que ver con la etapa de la menopausia, a la que las mujeres llamaban «el cambio de vida». Pero el problema no empieza ni termina aquí. Lo que les ocurre a estas parejas al llegar a la madurez es mucho más complicado. En realidad, les cambia la vida a ambos.

La edad madura le cambia la vida tanto a un hombre como a una mujer.

En este capítulo hablaré de lo que les ocurre a los hombres y las mujeres en la madurez. Veremos cómo el estrés acumulado, un nivel descontrolado de azúcar en la sangre y otros problemas nos envejecen prematuramente y nos hacen la vida más difícil física y emocionalmente. Al terminar de leerlo verás lo que puedes hacer a nivel personal y de pareja para que en esta etapa de la vida el amor aumente en lugar de disminuir. Comprenderás que todas las cosas de las que he hablado hasta ahora en el libro te ofrecen la información necesaria para vivir esta etapa de la madurez de la manera más saludable posible.

Empezaré describiendo con todo lujo de detalles los cambios físicos y emocionales que se dan entre los 40 y los 55 años. Advertirás enseguida que no estoy hablando sólo de las mujeres y la menopausia. En los hombres la vida también sufre un cambio a esta edad. Y para entender el reto que supone para la relación entre un marciano y una venusiana, debemos ver a la pareja como un equipo en el que los dos experimentan un cambio importante.

Cambiando juntos

Todos hemos oído hablar de la menopausia. Pero ¿sabías que la andropausia también existe? De los 40 a los 55 años los hombres experimentan un fenómeno similar al de la menopausia femenina llamado andropausia (o menopausia masculina, como a mí me gusta llamarlo). Una de las mayores diferencias entre estas dos etapas de la vida es que la menopausia llega con una relativa brusquedad, al menos si se compara con la andropausia. En los varones el cambio es mucho más gradual: va ocurriendo año tras año, y en el mundo occidental empieza a los 25 años aproximadamente. La andropausia se caracteriza por un descenso gradual en la producción de testosterona. Un hombre sólo empieza a advertirlo a partir de los 40 o 50 años.

Pero lo que les está sucediendo a los hombres no parece algo natural, y sin duda no sigue el patrón de pérdida de testosterona de las generaciones anteriores. Un informe reciente de la Organización Mundial de la Salud concluye que a los 70 años el nivel de testosterona de un hombre ha bajado un 90 por ciento comparado al de cuando era joven. Este espectacular cambio no tiene precedentes en la historia de la humanidad. Sugiere que en la vida o en el medioambiente está pasando algo que deberíamos intentar cambiar.

Los hombres de hoy experimentan una bajada espectacular —y sin precedentes— en el nivel de testosterona a medida que se hacen mayores.

Las mujeres de hoy también sufren unos cambios inauditos durante la menopausia. Aunque al pasar de la edad fértil a la infértil siempre hayan sufrido un cambio físico y emocional, los síntomas comunes que ahora se asocian a la menopausia apenas se daban hace años. En otros países estos síntomas apenas existen. De nuevo parece sugerir que hay algo que no va bien.

La disminución gradual de hormonas en ambos sexos forma parte del envejecimiento, pero no hasta el extremo en que hoy día se está dando. La falta repentina de apetito sexual, buen humor y energía no siempre han sido síntomas de hacerse uno mayor. Al parecer estamos envejeciendo prematuramente y no demasiado bien que digamos.

Todavía es tema de debate si la andropausia es un cambio en la vida o un trastorno físico. Después de todo, algunos hombres no acusan una pérdida importante de testosterona hasta los 90. Pero esta clase de hombres se están convirtiendo en una excepción, ¡y lo más sorprendente es que este problema apenas se conoce! Cuando en una conferencia les digo a los asistentes que un hombre de hoy de 40 años tiene el nivel de testosterona de uno de 70 de hace treinta, se quedan alucinados, no pueden

Los síntomas de la menopausia de las mujeres modernas no eran corrientes en las mujeres de antes.

creer lo que acaban de oír. ¿Cómo puede haber ocurrido un cambio tan importante a tan temprana edad como los 40? ¿Y cómo es posible que en sólo treinta años haya variado tanto? La respuesta más probable es la siguiente: nuestro estilo de vida, que ahora nos está estresando más que nunca, es la causa de que esté bajando la testosterona a tantos hombres.

Las mujeres también se sorprenden al enterarse de que los sofocos y otros síntomas de la menopausia apenas se conocen en culturas distintas o menos desarrolladas. Antes estas diferencias se atribuían a la dieta, pero las investigaciones han ido descartando poco a poco este factor. Ahora se están centrando en el estilo de vida.

Cuando las estrategias familiares no funcionan

Ahora ya sabes que los hombres necesitan tener un alto nivel de testosterona para enfrentarse al estrés, y que una forma de acrecentarlo es pasar un tiempo en la cueva haciendo cosas relajantes que no los estresen. También has visto que las mujeres reponen su nivel de oxitocina, la hormona que las relaja, dando a los demás y recibiendo apoyo. Ellas se relajan hablando y haciendo algo que les guste. Pero ahora estos métodos apenas les funcionan a ambos sexos tras cumplir los 40 o los 50 años.

Por ejemplo, una mujer puede compartir sus sentimientos con su marido, pero si nota que él no la escucha o no le interesa lo que dice, no le producirá demasiada oxitocina que digamos. A decir verdad, la aparente apatía de su compañero puede incluso empeorar más las cosas.

A los hombres les pasa lo mismo. A medida que se hacen mayores descubren que, aunque se metan en la cueva, sus reservas de testosterona no siempre se reponen. Al salir de ella no están tan renovados como cuando eran más jóvenes. Por lo visto les ocurre porque no se sienten exitosos, no creen hacer algo importante en su vida o en la de cualquier otra persona. Al no tener esta sensación de competencia y utilidad, producen mucha menos testosterona. Además, si un hombre se mete en la cueva pero siente que a su mujer esto la fastidia porque cree que es un vago, su nivel de testosterona podría bajar incluso más aún.

Si me siento orgulloso de haberme ocupado de mi esposa y mi familia, cuando por fin descanso metiéndome en la cueva produzco mucha más testosterona. Cualquier hombre sabe lo bien que sienta un merecido descanso, y como es la mar de saludable, debería poder darse este lujo cada día. Pero cuando un hombre casado se siente culpable por meterse en la cueva o cree no merecerse el tiempo que pasa en ella, no repondrá su nivel de testosterona aunque lo haga. No sólo no conseguirá relajarse, sino que aumentará su estrés.

Un elevado nivel de cortisol, la hormona del estrés, impide la producción de testosterona. Cuando un hombre no tiene un modo nuevo y eficaz de hacer frente a las situaciones cada vez más estresantes de la vida y carece del suficiente apoyo de su pareja, su cuerpo produce una cantidad limitada de testosterona. Y con el paso del tiempo su nivel de esta hormona va bajando.

Conozco a un montón de hombres adictos al trabajo que no se hacen un hueco en la agenda para meterse en la cueva. Envejecen rápidamente porque consumen grandes cantidades de testosterona cada día sin hacer nada para reponerla. También conozco a hombres que, pese a meterse en la cueva, siguen siendo unos témpanos de hielo. Han perdido el cálido contacto que mantenían con su mujer, su familia y la mayoría de las personas. Sus niveles de testosterona bajan porque, al no sentir que triunfan ni que se sacrifican por una noble causa, no producen demasiada testosterona mientras están en la cueva. Un remedio para este problema es hacer el amor apasionadamente, porque no hay nada que le produzca más testosterona a un hombre que una mujer con una sonrisa. Al verla sonreír, sabe que está haciendo algo importante en la vida de la mujer que ama, y esto, indudablemente, es un triunfo para él.

Cuando un hombre se siente culpable por meterse en la cueva, no repone su nivel de testosterona como debería.

Para un hombre sentirse un triunfador a los ojos de su mujer es una experiencia maravillosa, tanto si es por haberla complacido en la cama como por su éxito profesional. Pero muchos hombres nunca llegan a sentirse así. Se quejan en mi consulta de que sus esposas no tienen ni idea de lo mucho que ellos trabajan a lo largo del día y que apenas lo aprecian, si es que lo hacen. ¡Recuerda que los hombres viven para hacer felices a sus mujeres! No hay nada peor para la produc-

ción de testosterona que recibir el mensaje de que, a pesar de todo lo
que haces por tu pareja, ella sigue siendo infeliz.

Por qué las mujeres no son felices

Las mujeres también tienen problemas para producir en la madurez suficientes hormonas que combatan el estrés. Cuando los hombres no entienden las pequeñas atenciones adicionales que ellas necesitan en esta
etapa de la vida para enfrentarse al estrés, el nivel de oxitocina de una
mujer baja y su estrés se dispara. Las consecuencias son importantes.
Las glándulas suprarrenales se acaban agotando debido al alto nivel de
estrés. Y cuando ella llega a la menopausia y las glándulas suprarrenales
han de ocuparse de la tarea que tenían los ovarios, no están lo bastante fuertes como para producir el suficiente estrógeno. Y cuando una
mujer anda corta de estrógeno, ni siquiera las muestras de amor de su
pareja o una mejor comunicación la ayudarán demasiado a relajarse.

Las nuevas investigaciones sobre los niveles de oxitocina revelan
que para poder reducir su estrés, una mujer necesita también tener
un nivel de estrógeno normal para su edad. El estrógeno es primordial
para fabricar oxitocina. Sin estas dos hormonas trabajando juntas para
ella, se sentirá cada vez más insatisfecha y desdichada en la vida. Si sus
glándulas suprarrenales están agotadas y no pueden fabricar suficiente estrógeno para producir oxitocina, cualquier acción de ella o de su
pareja, por pequeña que sea, tendrá mucho efecto en su humor. El apoyo que antes la ayudaba a tener un alto nivel de oxitocina ahora ya no
le basta. Necesita algo más.

En este punto es cuando los cambios hormonales característicos
de la edad madura empiezan a hacer mella en la relación. Cuando una
mujer llega a la menopausia, su marido se queda perplejo ante la actitud de su compañera. De pronto a su mujer ya no le satisface lo que
él hace por ella, aunque sea lo mismo de siempre. Desde su punto de
vista, no ha cambiado nada, salvo la respuesta de su mujer. La venusiana está que arde. Es muy común que un hombre me diga cuando su
esposa llega a la menopausia: «Ahora, por más que haga, nunca la veo
feliz». Y cuando me lo dice, su profunda sensación de derrota me llega
al alma. Casi siento cómo se rinde.

Rendirse sólo empeora las cosas en una relación. Él se ha topado con un problema que no sabe resolver, y esto hace caer en picado su nivel de testosterona. Al mismo tiempo, el distanciamiento del marido le crea un problema a su mujer, problema que quizás ella intente empezar a resolver. Pero con esto a ella le sube el nivel de testosterona, y esto no le ayuda para nada a producir la oxitocina que la aliviaría de su creciente estrés. Además, es muy pro-

El distanciamiento tal vez sea bueno en una relación para la paz del hogar, pero reduce la producción hormonal y acelera el envejecimiento.

bable que ella también empiece a tirar la toalla en su relación. A medida que se distancia de su marido, actúa incluso con más independencia si cabe, y esto aumenta su nivel de testosterona y reduce el de su marido. Su alto nivel de testosterona impide que sus glándulas suprarrenales produzcan el suficiente estrógeno, con lo que carecerá de la provisión necesaria para fabricar oxitocina, la hormona que podría relajarla. El mecanismo de defensa del distanciamiento los hace envejecer prematuramente a los dos. Por un lado, el distanciamiento apacigua el rencor que se respira en el hogar, pero por el otro se convierte en una clásica espiral descendente, ya que el nivel de estrógeno en ella y el de testosterona en él caen en picado.

A medida que la espiral continúa, esta pareja madura ve cómo el amor y la vitalidad disminuyen en su relación. Al bajarle el nivel de testosterona, él se interesa menos por lo que su mujer tiene que decirle, por el sexo y por ayudarla en la casa. Estos cambios en su marido hacen que ella pierda su capacidad para combatir el estrés. El amor y el dedicado interés de su marido era lo que más oxitocina le producía. Pero ahora, sin este apoyo, ella tiene un mayor nivel de estrés crónico. En sus 30 y principios de los 40, aunque estuviera estresada, sus ovarios producían un montón de estrógeno. En esta edad fértil, pese a sus agotadas y estresadas glándulas suprarrenales, liberaba el suficiente estrógeno como para beneficiarse de la oxitocina que producía. Pero en la edad madura ya no es así.

Cuando los ovarios dejan de repente de producir estrógeno, el estrés de una mujer aumenta muchísimo, afectando a su estado de ánimo y sobre todo a su relación de pareja. La relación que solía producirle una cierta cantidad de oxitocina deja de hacerlo o de servirle. Sintiéndose abandonada y traicionada en su problema, cada vez se muestra más agobiada, resentida y agotada. El cortisol se le dispara, empeorando aún más las cosas. El elevado nivel de cortisol, la hormona del estrés, activa su memoria emocional. Ahora recuerda todas las cosas buenas que ha hecho por su compañero a lo largo de los años, pero no recuerda ni valora nada de lo que él ha hecho por ella. Una mañana, al despertar, quizá se diga: «Le he estado dando, dando y dando a mi marido, pero no he recibido nada a cambio». La venusiana está ahora que arde y esto no facilita para nada las cosas, y su menopausia menos aún.

¿Qué es la menopausia?

A un nivel puramente físico, la menopausia se suele definir como el cese del ciclo menstrual de una mujer durante seis meses. Hoy, sin embargo, el término menopausia se aplica comúnmente a todos los síntomas molestos que comporta este cambio de la vida. Síntomas comunes y desagradables como los sofocos, la sudoración nocturna, los cambios de estado de ánimo y el incremento de peso se han acabado considerando propios de la menopausia. Muchas mujeres creen que estos síntomas desaparecen tomando suplementos de estrógeno o de progesterona, pero no es así, al menos no por completo.

Para ser exactos, los síntomas de la menopausia son en realidad síntomas de un desequilibrio y una deficiencia hormonales que pueden ir ligados —aunque no necesariamente— a la menopausia. Si una mujer no tiene la suficiente oxitocina para estar menos estresada, al llegar a la menopausia sus glándulas suprarrenales estarán demasiado agotadas para ocuparse del trabajo de los ovarios de producir estrógeno. Y la falta de estrógeno le impedirá producir la suficiente oxitocina para sentirse bien. De hecho, puede ser como una segunda pubertad para ella: la producción de estrógeno y progesterona acusa grandes fluctuaciones que empiezan a darse entre los tres y los seis años anteriores a la última menstruación. En algunas mujeres pueden empezar incluso a los 35 años.

Al prepararse para la menopausia, el cuerpo de una mujer acusa grandes fluctuaciones en la producción de estrógeno y progesterona similares a las de la pubertad.

Es cuando aparecen los síntomas que asociamos con la menopausia. Pero ten en cuenta que en realidad son síntomas de una disfunción hormonal. Si las glándulas suprarrenales de una mujer no están demasiado agotadas como para ocuparse de la producción estrogénica de los ovarios, ella no sufrirá todos los supuestos síntomas de la menopausia, y los que tenga serán más ligeros. Siguiendo con la lista anterior, otros síntomas de la menopausia son: irregularidades menstruales, sensibilidad mamaria, disminución de la libido, confusión mental, insomnio y fatiga. A la mayoría de las mujeres de hoy los síntomas de la menopausia les duran de dos a diez años, y suelen aparecer entre los 45 y los 55. Pero algunas mujeres postmenopáusicas afirman experimentarlos durante muchos años, e incluso reconocen tener sofocos a los 60 o los 70.

Aunque la menopausia siempre haya existido, los síntomas que acabo de citar son relativamente nuevos. A decir verdad, el cese del periodo menstrual no siempre se da a los 40 y los 50. Incluso hoy, en algunas sociedades indígenas las mujeres menstrúan hasta los 80 años, y los hombres tienen a los 90 el mismo nivel de testosterona que un joven. En estas tribus los síntomas de la andropausia y la menopausia son muy excepcionales.

En nuestra cultura, los síntomas sutiles y ocasionales, o intensos, que atribuimos a la menopausia parecen depender de la salud hormonal del cuerpo. Y los efectos que tienen sobre la salud y el bienestar en general son importantes. Además de los síntomas que he citado, la siguiente lista incluye otros que pueden enmascarar enfermedades o trastornos difíciles de diagnosticar.

• Aceleración del proceso de envejecimiento: las arrugas aparecen casi de la noche a la mañana.

• Ansiedad o ataques de pánico.

• Hinchazón abdominal e indigestión, gases.

• Aumento de la tensión arterial.

• Dolor óseo relacionado con la osteoporosis.

• Incapacidad para respirar hondo.

- Poca energía.

- Aumento del vello facial, sobre todo alrededor de la barbilla y el labio superior.

- Palpitaciones.

- Pies fríos o calientes, sobre todo al acostarse por la noche.

- Dolor articular y muscular.

- Aturdimiento, mareos, vértigo.

- Migraña.

- Nuevas alergias alimentarias o ambientales.

- Incontinencia urinaria (empeora al reír o toser).

Aunque todos estos síntomas se atribuyan a la menopausia, son en realidad síntomas de agotamiento suprarrenal, disfunción tiroidea, congestión hepática por toxinas y candidiasis intestinal. Veamos, paso por paso, cómo estos trastornos surgen: .

1. Debido al prolongado estrés y al agotamiento suprarrenal, las glándulas suprarrenales dejan de producir estrógenos y progesterona en abundancia. En su lugar producen cortisol, la hormona del estrés.

2. Cuando el alto nivel de cortisol se vuelve crónico, el tiroides, que se ocupa de regular el metabolismo durante los momentos no estresantes, deja de funcionar como es debido.

3. El elevado nivel de estrés hace que nos entren ganas de tomar comida basura, y ésta nos intoxica más aún el hígado.

4. Las consecuencias de un cuerpo con más toxinas son un caldo de cultivo para la *Candida albicans* (forma de levadura), un hongo intestinal que crece y está presente en nuestro cuerpo. Este hongo causa diversos problemas sistémicos, muchos de los cuales aparecen en la lista anterior.

Acabamos de ver con todo detalle cómo el estrés crónico produce un efecto cascada en nuestro bienestar o en la ausencia de él. Es el estrés, y no la disfunción ovárica, el que produce muchos de los síntomas de la menopausia. También nos demuestra que la menopausia sería más llevadera si las mujeres intentaran reducir su estrés y apoyaran la función de sus órganos y la producción de las hormonas saludables del bienestar. Cuanto más analizamos este problema, con más claridad vemos que la menopausia es más larga y más molesta si una mujer no está sana ni relativamente libre de estrés.

¿Qué es la andropausia?

La andropausia no es tan evidente como la menopausia. Los síntomas aparecen más paulatinamente, a medida que el nivel de testosterona baja durante la mayor parte de la vida adulta de un varón. Ten en cuenta que la bajada de testosterona actual es inaudita: seguramente se debe al elevado nivel crónico de estrés y a la contaminación ambiental.

Los síntomas de la andropausia se parecen de manera sorprendente a los que asociamos con la menopausia: disminución de la libido, insomnio, incremento de peso, poca energía, sudoración nocturna, cambios de estado de ánimo, irritabilidad, confusión mental, depresión y mala memoria. Y por si eso fuera poco, no hay nada que le exaspere más a un hombre que ver que pierde fuerza física, masa muscular, pelo y su pasión por la vida; lo único que aumentan son sus michelines. A menudo también sufre un agrandamiento de la próstata, disfunción eréctil, dolor articular y problemas cardiovasculares.

Aunque estos síntomas se atribuyan a la andropausia, en realidad vienen de los efectos de un bajo nivel hormonal causado por el elevado nivel de estrés, la congestión hepática, la disfunción tiroidea y la candidiasis intestinal. Para ambos sexos la solución está en identificar las verdaderas causas e intentar eliminarlas. Añadir simplemente las hormonas que a uno le faltan no es la solución adecuada.

Modelo de conducta
para una madurez más sana

Mientras viajaba por todo el mundo, tuve la oportunidad de conocer una variedad de culturas, incluyendo las indígenas. Me sorprendió la cantidad de veces que vi a los hombres relajarse alrededor de una hoguera por la noche mientras las mujeres se encargaban de las tareas cotidianas. Hablar y compartir sus ocupaciones con otras mujeres de un modo que estimula la producción de oxitocina, la hormona que combate el estrés, les permitía estar pletóricas de energía y sentirse bien. Y los hombres, por su lado, se recuperaban relajándose física y mentalmente alrededor del fuego para estar al día siguiente en plena forma. Estaban produciendo testosterona.

Estoy seguro de que podemos aprender mucho sobre cómo reducir los síntomas de la andropausia y la menopausia si prestamos atención a estos indígenas y a su estilo de vida. Podemos aprender a respetar las diferencias bioquímicas entre los sexos y a honrar tanto el papel de los hombres como el de las mujeres, al igual que las culturas más tempranas han hecho. Como ya he dicho varias veces en las páginas precedentes, los hombres y las mujeres estamos hechos los unos para los otros. Nuestras diferencias nos complementan, y nuestras distintas virtudes son las que nos permiten crear juntos una relación de pareja y una familia.

Los miembros de las culturas indígenas están menos estresados porque respetan las diferencias entre hombres y mujeres.

Lo que los indígenas ya sabían, y nosotros aún lo estamos aprendiendo, es que en las sociedades y clanes familiares hay más cohesión cuando se tienen en cuenta las virtudes y los defectos propios de cada sexo. En esas sociedades se produce intuitivamente. Los hombres se sientan por la noche a descansar, porque sus músculos están cansados por haber trabajado físicamente todo el día. No saben que lo que están haciendo es relajarse y reponer su provisión de testosterona, pero eso es lo que hacen. Las mujeres, en cambio, no necesitan relajar sus músculos porque, aunque realicen una importante cantidad de trabajo físico, tienen energía de sobras para seguir activas. De hecho, las investigaciones han revelado que los músculos de las mujeres son un 75 por ciento más resistentes que los de los hombres. Por eso ellas en lugar de sentarse a descansar, siguen ocupándose de las tareas de la lista y charlan con otras mujeres mientras las llevan a cabo. No saben que se están relajando y reponiendo su provisión de oxitocina, pero eso es lo que hacen.

Pero lo que sí saben es que les funciona. En el Tercer Mundo o en una cultura en vías de desarrollo los efectos del creciente número de mujeres en el mundo laboral no ha cambiado aún de manera considerable las responsabilidades domésticas o el modo en que las mujeres y los hombres se relacionan. Por eso envejecen sin los efectos secundarios que experimentamos en la cultura occidental.

No estoy diciendo que las mujeres —o que los hombres— deban volver a vivir como antaño, pero saber lo que funcionaba en el pasado y lo que aún sigue funcionando en culturas menos desarrolladas puede ayudarnos a enfrentarnos mejor al insólito grado de estrés del mundo moderno. Y en la edad madura es precisamente cuando más importantes son en una relación de pareja el respeto mutuo y la comprensión en cuestiones de sexo.

Como ya se ha visto en este capítulo, en el grupo de edades comprendidas entre los 40 y los 55 años la salud depende de si los hombres y las mujeres obtienen lo que quieren y necesitan de sus relaciones. Si se da una deficiencia de oxitocina en las mujeres y de testosterona en los hombres, las hormonas que reducen el estrés, ambos sexos experimentarán más sufrimiento emocional y enfermedades físicas durante la menopausia y la andropausia. Es mucho lo que está en juego, porque los riesgos que tiene esta deficiencia son de lo peor que uno se pueda imaginar: la pérdida de la relación de pareja, y quizás incluso el envejecimiento o la muerte prematuros.

De los 40 a los 55 años el proceso de combatir el estrés es distinto, más complicado y, como ya se ha visto, más crucial en cierto modo en ambos sexos. La menopausia y la andropausia pueden hacer que cueste más estar en contacto con la pareja y apoyarla. Antes de concluir este capítulo, me gustaría destacar dos cosas que son muy importantes en las relaciones en la madurez desde el punto de vista bioquímico.

Él necesita más que nunca tiempo y espacio para recuperarse. Al igual que un levantador de pesas no puede ignorar que, cuando se entrena, necesita un tiempo para recuperarse y evitar el sobreentrenamiento, el hombre maduro que desea ayudar a su mujer en las tareas domésticas puede estar, sin saberlo, descuidando su necesidad de reponerse. Puede que no sepa que ahora produce mucha menos testosterona y que necesita pasar más tiempo en la cueva que antes para reponerla. Necesita sentirse exitoso y valorado para recibir la inyección extra de testosterona que precisa. Pero ¿y si no la recibe?

Al igual que se sabe que entrenar demasiado en el gimnasio reduce la fuerza muscular y la resistencia, interfiere en el sueño y baja la libido, cuando un hombre no descansa ni se siente valorado lo suficiente, su testosterona disminuye y su estrés aumenta. Además de agotarse más que una mujer en circunstancias parecidas, se vuelve malhumorado, gruñón, irritable o pasivo, es decir, en un plasta con el que nadie le apetece estar.

Para seguir produciendo testosterona, un hombre necesita descansar lo suficiente y sentirse valorado por su pareja.

Y puede incluso volverse necesitado. ¿Sabías que un hombre de 58 años produce por término medio más estrógenos que su mujer? Es verdad, y el estrógeno —combinado con la cada vez menor producción de testosterona— lo hace más proclive a compartir sus congojas con ella. No es la clase de cambio del que una mujer se alegra. En lugar de ser una fuente de apoyo para ella, esta clase de hombre se convierte para la mujer en una preocupación más.

Ella necesita más que nunca sentirse bien en su relación. Una mujer necesita sentir que su hombre se preocupa por ella tanto como ella lo hace por él. Necesita recibir continuos mensajes que le aseguren que él la ama, entiende y respeta. Esta clase de apoyo le aumenta directamente el nivel de su hormona femenina, con lo que su estrés baja. Sin esta clase de apoyo empezará a sentirse rechazada y al cabo de poco deprimida, pues la producción de oxitocina disminuye cuando echamos de menos a alguien, sufrimos una pérdida o una separación en nuestra relación, o nos sentimos solos, ignorados, rechazados, sin apoyo, o que no contamos para nuestra pareja.

Para que no empiece a esperar que su marido sea su única fuente de oxitocina, a esta edad hay que animar a una mujer más que nunca a mantener otros contactos que la alegren y tranquilicen. Esto evitará que se vuelva demasiado exigente con él, lo cual sólo haría que éste produjera menos testosterona y ella más, con lo que los dos se estresarían más todavía. En el Apéndice A encontrarás una lista con cien actividades que le producen oxitocina a una mujer.

Es otra razón para animar a una mujer a conocer a otras personas aparte de su marido: contrarresta cualquier carencia de estrógenos que tenga en su relación Cuando una mujer consigue el espacio y el apoyo que necesita, sea donde sea, libera a su marido de esta carga y evita añadir más tensión a una relación en la que la menopausia femenina y la masculina están haciendo mella.

Disponer de una sólida red de amistades ayuda a una mujer a reducir el estrés que comporta la madurez.

Ahora puedes ver cómo todo lo descrito hasta este punto en el libro tiene un papel importante en la edad madura. A continuación hablaré de unos pasos que ambos sexos pueden dar para estimular una saludable producción hormonal en cualquier etapa de la vida. Para aprender a reducir el estrés y reponer la provisión de hormonas no basta con la comprensión mutua y con apreciar los distintos papeles de ambos sexos en una relación. También es necesario aprender a mantener un nivel de azúcar en la sangre saludable, a limpiar el cuerpo de toxinas y de la *Candida albicans*, y a combinar una dieta sana con el ejercicio físico y una actividad sexual regular. Son los apoyos físicos necesarios para mantener un equilibrio hormonal, una función cerebral óptima y un cuerpo saludable incluso a nivel celular. En el capítulo 10 hablaré de los superalimentos y de una serie de soluciones prácticas que producen beneficios inmediatos.

También animo a las mujeres a complementar su dieta con productos naturales de alta calidad que favorecen la producción hormonal y mitigan los síntomas de la menopausia. Hay una variedad de suplementos que producen un cambio importante de inmediato. Mis complementos preferidos que recomiendo tomar con regularidad se encuentran en una línea de productos llamada WomenSense™. Los recomiendo porque a la mayoría de mujeres con las que he hablado les parecen eficaces. WomenSense™ es una línea completa de productos para las mujeres. MenoSense® es un producto idóneo para reducir los síntomas menopáusicos. EstroSense® fomenta un saludable equilibrio entre los estrógenos y la progesterona. ThyroSense® estimula la salud óptima del tiroides, y AdrenaSense® sirve para que las glándulas suprarrenales funcionen bien, con lo que se reducen los efectos del estrés. En las tiendas de productos naturales y en internet encontrarás estos productos y otros parecidos que también son muy eficaces. Si deseas recibir más información sobre ellos, entra en BalancedPlanets.com.

10

SUPERCOMBUSTIBLE PARA EQUILIBRAR LA ALIMENTACIÓN DE LOS PLANETAS Y PRODUCIR HORMONAS SALUDABLES

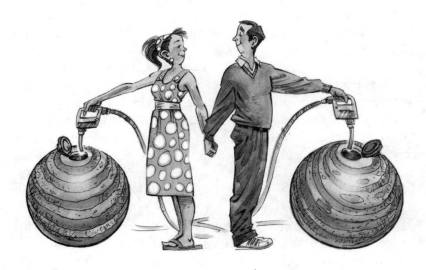

DEBEMOS ALIMENTAR NUESTRO CUERPO
CON LOS NUTRIENTES NECESARIOS PARA ACTIVAR
UNA FUNCIÓN CEREBRAL ÓPTIMA Y UNA PRODUCCIÓN
HORMONAL EQUILIBRADA.

Como ya se ha visto en los capítulos anteriores, aplicar las habilidades para mantener una buena relación de pareja y hacer cambios positivos en nuestro estilo de vida estimula la producción de sustancias químicas cerebrales y de hormonas saludables. Pero aún podemos hacer más cosas para ayudar al cerebro a regular nuestra respuesta al estrés. Debemos alimentar el cuerpo con los nutrientes esenciales para proporcionarle al cerebro una buena base física.

Un requisito esencial para que una buena nutrición funcione es un nivel estable de azúcar en la sangre, ya que así no se dispara el cortisol, la hormona del estrés, con lo que se evita el agotamiento de las glándulas suprarrenales y se favorece la producción de hormonas saludables. Un nivel sano de azúcar en la sangre también nos aporta la energía para producir las sustancias químicas cerebrales que nos hacen sentir bien, como la dopamina, la serotonina, las endorfinas y el ácido gamma-aminobutírico (GABA). Estas sustancias químicas cerebrales nos ayudan a mantener un bajo nivel de estrés. Un aporte estable de azúcar en la sangre es fundamental para una producción hormonal saludable. Disponer de los nutrientes adecuados hace que esto sea posible.

Nutrientes como los aminoácidos, los ácidos grasos omega-3, las vitaminas del grupo B y ciertos minerales nos aportan el componente básico para producir sustancias químicas cerebrales. Podemos interactuar en nuestras relaciones para estimular las hormonas antiestrés. También podemos estabilizar el azúcar en la sangre con el PGX®, el increíble producto del que he hablado en el capítulo 3. Pero sin los nutrientes adecuados, el cuerpo no puede producir una abundante provisión de sustancias químicas cerebrales del bienestar ni hormonas que combatan el estrés.

En el pasado, las comidas equilibradas nos aportaban todos los nutrientes necesarios para estar sanos. Pero hace cien años los agricultores empezaron a usar abonos industriales que facilitaban el crecimiento de las cosechas sin necesidad de reponer los minerales de la tierra. Estos métodos agrícolas han agotado la tierra dejándola casi sin minerales. Por esta razón, los alimentos de hoy carecen de los vitales minerales que nuestros abuelos no supieron valorar. Por ejemplo, hoy seis tallos de espinacas contienen la misma cantidad de minerales que uno de hace sólo treinta años, el cual seguramente ni siquiera tenía todos los nutrientes que debería.

Durante los últimos cuarenta años, la industria de los alimentos procesados se ha disparado, junto con el crecimiento de los restaurantes de comida rápida. Los alimentos procesados carecen de las fibras naturales que normalmente hacen que el azúcar se libere más despacio en el torrente sanguíneo. El azúcar que se le añade a los productos procesados provoca que el nivel de azúcar fluctúe más aún. La comida de hoy, además de ser pobre en minerales, vitaminas y grasas saludables, nos desequilibra el nivel de azúcar.

La agricultura industrial actual que ha sustituido a las granjas de antaño utiliza cada vez más pesticidas para sacar los máximos beneficios económicos de las cosechas. Los pesticidas matan a los insectos que se comen las cosechas, pero estos productos venenosos también entran en nuestro cuerpo al consumir esos alimentos. Esta clase de pesticidas van a parar al tracto digestivo y pueden dañar las células intestinales que necesitamos para digerir la comida.

Como los productos ecológicos se cultivan sin pesticidas, no nos estresan los intestinos ni el sistema inmunitario. Además, a menudo contienen más nutrientes que los otros. Si bien estos nutrientes adicionales son fundamentales para una buena salud, los «superalimentos» son los que me ofrecen la verdadera nutrición que me permite gozar de una excelente salud y vitalidad.

Los superalimentos son los productos que han venido consumiendo las distintas culturas durante miles de años y que se conocen por sus beneficios nutricionales adicionales. Son muy ricos en aminoácidos, grasas saludables, vitaminas, minerales y compuestos fitoquímicos medicinales. Como no suelen ser corrientes, todavía no se cultivan con pesticidas tóxicos y su calidad no ha disminuido por las técnicas modernas de recolección y procesamiento. También se ha demostrado que su consumo prolongado no produce ningún efecto secundario adverso.

Los superalimentos nos aportan los nutrientes necesarios para gozar de una excelente salud y vitalidad.

Yo empiezo siempre el día con una bebida depuradora hecha de superalimentos conocidos por desintoxicar el cuerpo. Después me tomo un delicioso batido lleno de diversos superalimentos repletos de nutrientes, acompañado de un producto natural que estimula la testosterona. Y, por último, me tomo un suplemento mineral para compensar la falta de minerales de la comida que ingiero durante el día. También procuro tomar PGX® con cada comida para mantener el nivel de azúcar equilibrado y reducir el deseo de picar entre horas.

A lo largo de los años he perfeccionado y compartido esta rutina con miles de personas, y ellas también han notado unos beneficios inmediatos. Además de gozar de un mayor equilibrio hormonal, estabilizarles el nivel de azúcar y tener más energía para su relación de pareja, las personas que estaban demasiado gordas se beneficiaron también de una rápida aunque saludable pérdida de peso.

Los superalimentos aceleran enormemente el efecto de cualquier programa para adelgazar.

Este programa de tres pasos funciona porque no te obliga a renunciar a nada. Lo único que tienes que hacer es incluir los superalimentos en tu dieta, y cuando lo hagas, advertirás que el cerebro y el cuerpo te funcionan mejor. Hay muchos superalimentos, pero hablaré solamente de los esenciales.

— Primer paso —

Superalimentos desintoxicantes

Cada día estamos expuestos a miles de productos químicos que pueden tener un efecto tóxico en nuestro cuerpo. Al igual que debemos lavarnos las manos con regularidad, necesitamos también una solución práctica para eliminar las toxinas e impurezas del cuerpo. Para ayudar al cuerpo a eliminar los productos de desecho, las toxinas nocivas y los metales pesados, cada día me preparo una bebida superdesintoxicante. Es una combinación de superalimentos que actúa sinérgicamente y limpia a fondo el cuerpo. Éstos son algunos de los ingredientes que recomiendo, junto con sus beneficios y la cantidad recomendada:

Agua: es un producto excelente para limpiar el cuerpo y ayudarle a eliminar las toxinas. (¼ de litro.)

Sal marina: aporta todo tipo de oligoelementos y ayuda a las células a eliminar los desechos. (Una pizca.)

Limón: es el depurativo más poderoso. En agua, con el estómago vacío, estimula al hígado a producir bilis. La bilis limpia las toxinas y activa la capacidad del cuerpo de quemar grasas para producir con ellas energía. (El zumo de medio limón o 2 cucharadas.)

Áloe vera: es un antiguo remedio depurativo. Una fuente natural de glutatión que reduce la inflamación y ayuda al cuerpo a eliminar los metales pesados tóxicos que interfieren con una sana función cerebral. (2 cucharadas de zumo puro.)

Enzimas vegetales: además de favorecer la digestión, ayudan al cuerpo a descomponer y eliminar las toxinas. (1 cucharada.)

Puedes preparar una bebida desintoxicante combinando estos ingredientes y tomártela cada mañana, o adquirirlos ya mezclados en un producto llamado Balanced Planets Refresh. Todo lo que tienes que hacer es añadirle agua.

Un par de ingredientes más que quizá desees añadir son **citrato de potasio** (se suele vender en comprimidos), que ayuda a los 70 trillones de células del cuerpo a absorber más agua para eliminar los desechos tóxicos, y **acidófilus** (un «probiótico» beneficioso que se encuentra en el yogur y en los alimentos fermentados). Ayuda a proteger al cuerpo de las bacterias, los parásitos y los hongos nocivos, y además tiene un importante papel en la digestión. El acidófilus y otros probióticos pueden también adquirirse como suplementos. Lo mejor es tomar una mezcla supervariada que pueda ingerirse con la comida.

— Segundo paso —
Batido diario de superalimentos

Cada mañana me preparo un batido lleno de superalimentos, fruta fresca y almendras o nueces. Estos superalimentos actúan sinérgicamente para aportar la nutrición extra que el cerebro necesita para enfrentarse al estrés y compensar los nutrientes de los que carece la comida actual. A continuación encontrarás los superalimentos más poderosos, junto con algunos de los beneficios que producen y la cantidad sugerida (para que te hagas una idea de la cantidad, 4 g equivalen a 1 cucharadita de té, y 12 g a 1 cucharada sopera):

Proteína de suero de leche sin desnaturalizar: no se procesa a altas temperaturas, que destruyen las enzimas como sucede con otras proteínas en polvo. Muchas personas son alérgicas a los lácteos porque los han pasteurizado a altas temperaturas para que se conserven más tiempo. La proteína del suero de leche sin desnaturalizar contiene todos los aminoácidos en la proporción necesaria para producir las sustancias químicas que nos hacen sentir bien. También se digiere y absorbe fácilmente. Cuando las proteínas se asimilan fácilmente, no hace falta tomarlas en grandes cantidades. Un exceso de proteínas puede interferir en la producción de serotonina en las mujeres. Y como las proteínas sobrantes se convierten en azúcar, pueden disparar el nivel de azúcar en la sangre y hacer que unas horas más tarde volvamos a tener hambre. (Un batido de superalimentos debe contener 12-18 g de proteínas para los hombres, y 8-12 g para las mujeres.)

Maca en polvo: la maca (*Lepidium peruvianum*) proviene de una raíz que crece en Perú, en algunos de los lugares más altos del planeta. La maca es popular por reducir el estrés y sobre todo por aumentar la producción de hormonas. En mis investigaciones realizadas con miles de personas de ambos sexos, las mujeres que tomaron maca junto con otros superalimentos dejaron de tener sofocos, y a los hombres les subió la libido. Es bueno aumentar paulatinamente la dosis para determinar la cantidad que uno necesita y acostumbrarse al sabor. (4-8 g.)

Bayas de goji: crecen normalmente en el Tíbet y Mongolia. Cuando hacía trekking por las montañas del Tíbet, advertí que había mucha gente mayor que estaba fuerte, vital y feliz. Varias veces al día tomaban un té a base de agua caliente y bayas de goji [pron. goyi]. Las investigaciones realizadas en China han revelado que estas bayas ayudan a estabilizar el azúcar en la sangre. Además, aumentan nuestra capacidad de dejar que entre la luz en nosotros. (¡Te alegran literalmente el día!) Se ha demostrado que las fuentes naturales de vitamina C ayudan a restablecer las glándulas suprarrenales agotadas, y también previenen la reducción del cerebro que se da con la edad. (Con un puñado ya basta.)

PGX®: ha demostrado ser la sustancia natural más eficaz para equilibrar el azúcar en la sangre. Lo incluyo en mis batidos para que la fruta que le añado no me haga subir el nivel de azúcar demasiado deprisa. Al ralentizar la digestión de la comida, hace que el batido libere una cantidad normal de azúcar en la sangre con lentitud, y me evita sentir los efectos de un bajo nivel de azúcar más tarde durante el día. Tomar un saludable batido por la mañana hará que no tengas hambre durante cuatro a cinco horas, y como el PGX® se expande en el estómago, te produce incluso una mayor sensación de estar lleno y satisfecho. (Averigua la cantidad que mejor te va; yo tomo de 3-6 cápsulas, o de 2-5 g de PGX® en gránulos.)

Semillas de cacao: son la fuente más pura de chocolate. Son ricas en magnesio y tienen un alto contenido en hierro. Además de ofrecernos una variedad de nutrientes que nos suben el ánimo, también contienen un aminoácido llamado feniletilamina (FEA), que nos produce sentimientos de amor y felicidad. Por ejemplo, cuando nos enamoramos, el cerebro produce un montón de FEA. Tomar FEA nos ayuda a relajarnos, a manejar mejor el estrés y a apreciar las numerosas oportunidades que nos brinda la vida para experimentar y compartir sentimientos de afecto. Tanto el cacao como las bayas del goji son una fuente superconcentrada de antioxidantes, contienen muchos más que otras más conocidas, como los arándanos. Lo mejor es comprar semillas de cacao en polvo, o triturarlas con un molinillo de café, antes de añadirlas al batido. (4-12 g.)

Bayas de açai: provienen del Brasil, donde se conocen por acelerar el metabolismo para tener más energía, pero sin los efectos secundarios de la cafeína. Esta última aumenta el estrés, en cambio las bayas de açai lo disminuyen. Al ser diuréticas, también ayudan a eliminar el exceso de fluidos acumulados en el cuerpo. Aunque adelgaces más deprisa al tomarlas, también te deshidratan a no ser que bebas más agua. Las bayas de açai se toman en cápsulas, pero algunas compañías ahora las venden en polvo, para tomarlo con batidos o con agua, o en zumo de bayas de açai para añadirlo a los batidos de superalimentos. (Con un puñadito ya basta.)

Aceite de coco: es una fuente natural de triglicéridos de cadena media (TCM) que estimula al cuerpo a quemar más grasa. Podemos tomar este aceite en abundancia sin temor a engordar. Además de acelerar el metabolismo, no se almacena con facilidad en el cuerpo en forma de grasa. Como los TCM se absorben rápidamente y los consumen las células, aumentan la energía. Por eso suele añadirse a los suplementos nutritivos para deportistas. Ayudan al cuerpo a pasar del estado de emergencia de consumir azúcar, al estado relajado de quemar grasas, lo cual crea una energía más potente y duradera. Si consumes más TCM, te resultará mucho más fácil estar de cuatro a cinco horas sin sentir la poco sana necesidad de picar entre horas. Puedes añadir tanto aceite de coco como quieras a tu batido. (Tomar de 8-24 g es lo más común.)

Stevia: es un endulzante natural que se extrae de una planta sudamericana que no tiene ninguno de los efectos secundarios negativos del azúcar. Endulza las bebidas y las comidas al tiempo que ayuda a estabilizar el nivel de azúcar en la sangre. Si está demasiado concentrada puede tener un sabor amargo. (De 2-3 gotas o al gusto. Para saber la cantidad justa que uno desea a veces hay que probar varias dosis.)

Melaza: contiene todos los minerales que se pierden al refinar el azúcar. Al igual que la stevia, sólo es necesario tomarla en pequeñas cantidades, ya que una elevada cantidad de azúcar dispara el nivel de glucosa en la sangre. El problema de tomar una pequeña cantidad de azúcar es que hoy en día mucha gente tiene un grado de resistencia a la insulina y no puede asimilar o beneficiarse por completo de pequeñas cantidades de azúcar. Para compensarlo, sugiero combinar de 2-3 cucharaditas de dextrosa con melaza. De este modo el cerebro recibe la energía que necesita, y mientras se combine con grasas saludables o PGX®, no hay ningún riesgo de que el azúcar en la sangre se dispare.

Todos estos ingredientes se pueden adquirir en la mayoría de tiendas de productos naturales y por internet. También hay mezclas en polvo para preparar batidos que contienen muchos de estos superalimentos, así como proteínas, grasas y carbohidratos saludables. Una de mis favoritas es Balanced Planets Superfoods Daily. Tiene un sabor delicioso, y contiene un montón de superalimentos de gran calidad. No todas las marcas son de la misma calidad, por eso es importante ser selectivo en cuanto a su procedencia. Yo doy fe de que mi marca favorita está hecha con ingredientes frescos de la mejor calidad.

Aunque te prepares los batidos con mezclas en polvo, puedes añadir una cantidad extra de maca, aceite de coco, bayas de açai en polvo, bayas del goji y semillas de cacao enteras o en polvo. Otros ingredientes de lo más saludables que puedes añadir a tu batido son semillas molidas de lino, chia o cáñamo, puesto que son muy ricas en ácidos grasos omega-3 que el cerebro necesita para producir las sustancias químicas del bienestar. Además, reducen la inflamación o el dolor en el cuerpo. Hay que tomar una buena cantidad de aceite vegetal rico en omega-3 para contrarrestar el exceso de aceite vegetal rico en omega-6 que contienen los productos procesados, y para ayudar a las células a absorber los nutrientes. Debido a su alto contenido en aceite rico en omega-3, es mejor consumir las semillas recién molidas para que sus propiedades no se pierdan.

Los superalimentos y las mezclas en polvo para batidos se pueden adquirir en las tiendas de productos naturales.

En mi cocina tengo siete recipientes de cristal con distintos superalimentos para poder añadir distintas cantidades cada vez que me preparo un batido. Para ingerir los nutrientes que necesitamos, es bueno que la comida sea variada. Algunas personas prefieren comprar los ingredientes por separado y preparar su propia creación favorita cada día. Nos encantará conocer tus creaciones favoritas y tus experiencias con los superalimentos: si lo deseas, compártelo con nosotros a través de la revista electrónica para un sano estilo de vida en MarsVenusLiving.com, o en BalancedPlanets.com.

— Tercer paso —

Estimulantes de oxitocina para calmar a las venusianas, y de testosterona para animar a los marcianos

Recomiendo tomar suplementos, ya sea en batidos o solos, concebidos para estimular la oxitocina en las mujeres y la testosterona en los hombres. Con todo el estrés que comporta la vida moderna, consumimos rápidamente los nutrientes necesarios para el equilibrio hormonal. Las mujeres estresadas necesitan sobre todo recibir una buena provisión de los nutrientes necesarios para producir oxitocina. Y los hombres, a su vez, para hacer frente al mayor estrés actual o al envejecimiento, también pueden tomar un estimulante de testosterona que va de maravilla. Mis fórmulas favoritas, que encontrarás en BalancedPlanets.com, se venden en forma de cápsulas o en polvo, contienen muchos de mis ingredientes favoritos y algunos más: goji, açai, maca, cacao, PGX®, L-Teanina, GABA, glicina, taurina, y pectina de manzana. El preparado para estimular la testosterona en los hombres también contiene Tongkat ali, y al de las mujeres para estimular la oxitocina se le ha añadido 5-HTP. En BalancedPlanets.com encontrarás más información sobre estos productos.

Los elementos vitales para Venus y Marte

Además, tomo un suplemento mineral cada día para que mi cuerpo y mi cerebro reciban los minerales que le faltan a la comida sana que ingiero. Los suplementos minerales también son necesarios porque cuando el cuerpo está en el estado de estrés en el que quema azúcar, consumimos los minerales mucho más deprisa y los perdemos con más rapidez de los riñones. Como los minerales son alcalinizantes, la falta de minerales hace que acumulemos en el cuerpo los ácidos que nos quitan energía y destruyen la salud. Los superminerales son especialmente buenos para la energía, la calma, la concentración y la memoria, pero también son necesarios para todas las funciones del cuerpo. Por ejemplo, el magnesio tiene más de 300 funciones conocidas, incluyendo la de relajar los músculos, absorber el calcio en los huesos, regular la función del tiroides y del metabolismo, calmar el cerebro y asegurar el funcionamiento regular de los intestinos. Si tenemos una deficiencia de magnesio, todas estas funciones del cuerpo se vuelven menos eficientes.

No basta con tomar minerales, también deben absorberse bien para que funcionen. Yo tomo una combinación de todos los minerales que necesitamos en una forma que van adonde tienen que ir. En forma de orotato y citrato (si puedes conseguirlos) penetran mejor la barrera de la sangre/cerebro y le aportan a éste el apoyo que necesita. Yo prefiero tomarlos en forma de orotato, aunque sale bastante caro.

Estos superminerales también tienen un efecto tranquilizante inmediato en los niños que tienden a ser hiperactivos o a no colaborar. A continuación encontrarás los superminerales acompañados de sus beneficios y de la dosis sugerida. Ofrezco una cantidad variable, de menor a mayor; la dosis más alta es aconsejable para las personas estresadas, o que deseen reforzar sus glándulas suprarrenales agotadas:

Orotato o citrato de magnesio: favorece un metabolismo sano, un cerebro relajado y un tránsito intestinal regular. Las mujeres suelen necesitar un poco más de magnesio que los hombres. (60-300 mg.)

Orotato o citrato de calcio: además de reforzar los huesos y aportarnos más energía, nos libera de la necesidad de picar entre horas o por la noche. (30-360 mg.)

Citrato de potasio: ayuda a las células a absorber mejor el oxígeno y los nutrientes. (20-120 mg.)

Orotato o citrato de cinc: ayuda a los hombres a producir testosterona, y fomenta una función cerebral óptima en hombres y mujeres. (20-60 mg.)

Cromio: el cuerpo lo usa para estabilizar el azúcar en la sangre y hacer que las hormonas y sustancias químicas actúen con más eficacia. (250-750 mg.)

Oligoelementos: como los que se encuentran en la sal marina del Himalaya (depósitos ricos en minerales procedentes de los antiguos lechos marinos, ahora en el interior de las montañas del Himalaya). El cuerpo los necesita en pequeñas cantidades para funcionar óptimamente. La mayor parte de la comida tiene un bajo contenido de estos minerales. (250-750 mg.)

Otro oligoelemento que me parece interesante es el **orotato de litio**, del cual hablaré en la sección donde describo los estimulantes cerebrales para épocas estresantes.

Seguir los tres pasos de la Solución para el Bienestar de Balanced Planets y hacer un poco de ejercicio es suficiente, en la mayoría de los casos, para activar una función cerebral óptima y una producción hormonal equilibrada.

Si los adultos y los niños ansiosos, estresados, deprimidos, hiperactivos o demasiado pasivos que están poco motivados para cuidarse o cuidar de otros, siguen estos cuatro pasos dos veces al día, sentirán enseguida sus beneficios. Los que los realizan vuelven a ser al cabo de poco las personas motivadas, vitales, felices y seguras de antes. Los síntomas de creciente estrés, altibajos en el nivel de azúcar y deficiencia hormonal empiezan a desaparecer en cuestión de días. Los niños acusan estos resultados incluso con mayor rapidez que los adultos.

Utilizar la Solución para el Bienestar de Balanced Planets para reducir la dependencia de antidepresivos

A menudo me preguntan si es seguro utilizar la Solución para el Bienestar de Balanced Planets si uno toma medicamentos, incluyendo antidepresivos. La respuesta es muy sencilla. Considera los superalimentos comidas saludables, los superminerales los minerales que contendría una comida sana, y los superdepurativos una limonada de lo más sana. Eso es todo. Son simplemente alimentos.

Si estás viendo a algún profesional de la salud, lo más probable es que no esté familiarizado con estos superalimentos. Pero es importante que le cuentes lo que has decidido hacer y le preguntes si tu decisión le parece bien. Si es así, te recomiendo que pidas una segunda, e incluso una tercera opinión a alguien que conozca tu tratamiento médico y que también haya estudiado los superalimentos.

En el capítulo 3 he hablado de la extendida dependencia de los antidepresivos que existe en la actualidad. Las investigaciones han descubierto que los antidepresivos inhiben la libido, hacen ganar peso e interfieren en una sana producción hormonal. Aunque a algunas personas les causen otros molestos efectos secundarios, a casi todas las que los toman les sube el nivel de cortisol. Los antidepresivos te alivian a corto plazo, pero a la larga producen efectos secundarios poco sanos.

A las personas que deseen dejar de tomarlos, les aconsejo que ingieran otros suplementos para facilitar la transición. Siempre es importante dejar de tomar antidepresivos poco a poco y bajo la supervisión del médico.

Para empezar a dejar de tomarlos, sigue la Solución para el Bienestar de Balanced Planets dos veces al día. En cuanto empieces a sentirte mejor de lo que te has estado sintiendo durante años, ve a ver a tu médico y dile que, como estás comiendo más saludablemente y te sientes mejor, te gustaría reducir tu dosis de antidepresivos. Es importante que tu médico supervise esta transición, ya que conoce el trastorno que padeces.

Si deseas recibir más información sobre cómo dejar de consumir antidepresivos, medicamentos para el trastorno bipolar, somníferos, Ritalin®, sedantes, medicamentos sin receta, cigarrillos y alcohol, puedes descargar gratuitamente el libro electrónico sobre este tema que encontrarás en la sección de bienestar de MarsVenus.com.

Estimulantes cerebrales para tiempos estresantes

Durante las temporadas estresantes el cerebro consume los nutrientes más deprisa para hacerles frente. Hay tres suplementos muy importantes —yodo, L-teanina y orotato de litio— que puedes usar para evitar una deficiencia en nutrientes.

Yodo para el poder mental y la concentración

Hace más de ciento cincuenta años los médicos recomendaban para muchísimas dolencias la solución de Lugol —una disolución de yodo molecular y yoduro potásico en agua destilada—, que tomó su nombre de un médico francés. Es bien sabido que la deficiencia de yodo puede causar agitación o confusión mental, y en las embarazadas es la causa más común del nacimiento de bebés con retraso mental por todo el planeta.

Las madres con un nivel saludable de yodo dan a luz hijos con un CI más alto. La dieta rica en algas marinas de las mujeres japonesas contiene setenta veces más yodo que la dieta estadounidense típica. ¿Sabías que en Japón es donde nacen los niños con el CI más alto?

Los suplementos de yodo dejaron de producirse a mediados del siglo xx, cuando las compañías farmacéuticas empezaron a usar yodo radiactivo para estabilizar sus fármacos. Cuando se descubrió que estos medicamentos tenían efectos secundarios peligrosos, le echaron la culpa al yodo. Pero el que los causaba era el yodo radiactivo. La solución no radiactiva de Lugol no tiene efectos secundarios, sino muchos beneficios. Debido al uso del yodo radioactivo, el yodo como suplemento cogió mala fama y perdió aceptación. Pero en la actualidad el yodo vuelve a despertar interés.

Cuando elijas un suplemento de yodo, comprueba que se haya extraído de algas marinas naturales ricas en yodo, como Seaweed Essentials de Balanced Planets, que se vende líquido o en cápsulas. Incluso una pequeña cantidad de yodo te ayuda a concentrarte en el acto sin estimular las glándulas suprarrenales como la cafeína.

L-teanina, para la relajación y una mayor concentración

En Asia un buen té verde es tan codiciado como una botella de vino de cien años en Francia. Los chinos descubrieron hace cientos de años que el té verde de alta calidad posee un gran poder curativo. Las investigaciones científicas modernas lo confirman. El té verde de alta calidad es muy rico en una sustancia especial relajante que favorece al mismo tiempo la concentración. Se trata de la L-teanina, un aminoácido que ayuda al cerebro a producir dopamina, ácido gamma-aminobutírico (GABA) y serotonina, las sustancias químicas del bienestar.

La L-teanina tiene un potencial enorme para calmar, proteger y restablecer el cerebro. Los investigadores han descubierto que la L-teanina puede inducir estados profundos de relajación sin sedación, aliviar los síntomas premenstruales y menopáusicos, aumentar la concentración, mejorar el aprendizaje, reducir la adicción a la nicotina y favorecer un sueño duradero, profundo e ininterrumpido. La L-teanina es la única sustancia, además del litio, que se ha demostrado que protege a las neuronas de las neurotoxinas.

Los efectos tranquilizantes que tiene sobre el cerebro también ayudan a los hombres a relajarse para que la experiencia sexual dure más. Además, el poder de la L-teanina de activar el GABA en el cerebro les ayuda a tomárselo con más calma y a empezar a apreciar la sensualidad de una afectuosa experiencia sexual. Al aumentar la actividad del GABA en el cerebro, todos los sentidos se intensifican, con lo que uno se vuelve más desinhibido. Aunque el alcohol también produzca este efecto, la L-teanina no daña al hígado ni consume el oxígeno del cerebro.

Los efectos relajantes de la L-teanina reducen la adicción a la nicotina y los síntomas del SPM.

Al estudiar la descarga de las neuronas en el cerebro, los científicos descubrieron que la L-teanina descafeína el té de manera natural. Si una persona bebe la misma cantidad de L-teanina que de cafeína, desaparecen los efectos adversos de la cafeína. Si el sabor del té verde no te gusta, puedes ingerir una pastilla de L-teanina antes de tomarte un café. Obtendrás todos los beneficios de la cafeína —mayor concentración, claridad y atención— sin el nerviosismo que produce.

Esta opción es especialmente buena para madres con niños que se medican para el trastorno por déficit de atención (TDA) y el trastorno por déficit de atención con hiperactividad (TDAH). Estos medicamentos aumentan el nivel de dopamina como lo harían las anfetaminas. Los medicamentos recetados para el TDA y el TDAH son en realidad anfetaminas, las mismas peligrosas drogas que se venden en la calle para «colocarse». Sin embargo, hay otras formas más naturales de aumentar el nivel de dopamina que no producen estos perjudiciales efectos secundarios.

Cuando necesito concentrarme y pensar con claridad (por ejemplo si tengo que resumir una conferencia de dos horas en treinta minutos), combino un expreso doble con 200-400 mg de L-teanina y 2-4 cucharaditas de azúcar moreno diluido en un vaso de agua de 250 ml. El expreso es mejor que el café normal porque es mucho menos ácido.

Esta combinación es ideal para cualquiera que necesite una inyección de poder mental.

Aunque los tes ricos en L-teanina son muy caros, los suplementos de L-teanina tienen un precio razonable. Una dosis de 200-400 mg diarios te ayudará a sentirte más relajado y concentrado. Para los que sufren ansiedad, lo más recomendable es tomar la misma dosis dos o tres veces al día.

Orotato de litio,
para tranquilizarse

Durante los últimos ocho años he estado ayudando a mis pacientes a superar la depresión, la ansiedad y los síntomas del trastorno bipolar combinando los superalimentos con el orotato de litio. Mucha gente confunde el orotato de litio natural con el carbonato de litio, un fármaco que se vende con receta. Pero es una gran lástima, porque esta confusión impide a millones de personas beneficiarse de este mineral tan fundamental para el cerebro.

A algunas personas que lo toman las calma y relaja automáticamente al darle al cerebro los minerales que necesita. El resultado es una sensación de paz natural y no un estado de conciencia artificial inducido por un fármaco.

El orotato de litio produce una sensación de calma y protege a las neuronas de las neurotoxinas.

A nivel físico, el litio protege a las neuronas de la muerte prematura por exposición a neurotoxinas como el sirope de maíz, el glutamato monosódico y los edulcorantes refinados y artificiales. Hasta ahora es el único mineral conocido que produce este beneficioso efecto. También se ha demostrado que renueva y aumenta la materia gris del cerebro, una hazaña increíble.

El orotato de litio también es útil en las relaciones porque nos ayuda a olvidarnos de las cosas que nos separan de los seres queridos. Tal vez te disgustes o irrites por algo sin importancia que tu pareja o un miembro de la familia dice, siente, hace o deja de hacer. En un buen día su conducta no te afectaría. Pero en un día estresante, te viene a la cabeza una y otra vez el recuerdo de este molesto incidente, aunque quieras olvidarte de él. Si tomas un poco de orotato de litio, descubrirás que te olvidas del asunto y que vuelves a sentirte bien.

Este sorprendente cambio ocurre fácilmente si estás recibiendo todos los nutrientes que necesitas. Pero si no ingieres los otros superalimentos necesarios para una química cerebral óptima, aunque tomes orotato de litio, no te funcionará.

El orotato de litio, pese a ser un superalimento para el cerebro, se ha asociado equivocadamente con los molestos y posibles efectos secundarios tóxicos de las dosis recetadas de carbonato de litio. Pero hay una diferencia abismal entre el carbonato de litio y el orotato de litio. Se ha demostrado que para algunas personas este último es eficaz en pequeñas dosis. Es muy importante tomar sólo pequeñas dosis y hacerlo bajo la supervisión de un profesional de la salud.

Además de las nuevas habilidades de los marcianos y las venusianas para mantener una buena relación de pareja de las que he hablado, la Solución para el Bienestar de Balanced Planets y los superalimentos que propician una química cerebral y una producción hormonal óptimas, aún hay muchas cosas que debemos conocer a medida que nos hacemos mayores. En el siguiente capítulo analizaré la importancia de descansar bien por la noche para la máxima producción hormonal.

11

EL DESCANSO DE VENUS Y MARTE

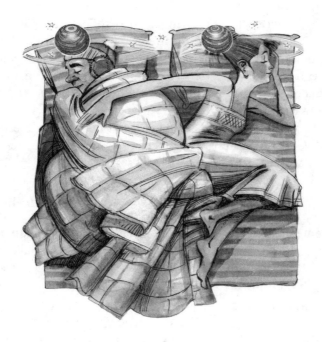

ENTRE UNA TERCERA PARTE Y LA MITAD DE ESTADOUNIDENSES ADULTOS SUFREN INSOMNIO O SE QUEJAN DE FALTA DE SUEÑO.

Dormir es lo mejor que hay para la producción hormonal. A decir verdad, descansar bien por la noche es absolutamente necesario para reponer las hormonas saludables. Si duermes pocas horas una noche, tu cuerpo puede adaptarse a ello, pero cuando este problema se vuelve crónico, afecta muchísimo a la producción hormonal. Aunque comas saludablemente y apliques tus mejores habilidades para mantener una buena relación de pareja, si no duermes de seis a ocho horas cada noche, tu cuerpo no podrá producir las hormonas saludables en suficiente cantidad. No es por casualidad que a medida que a alguien le baja el nivel hormonal, duerme menos. Y entonces comienza un círculo vicioso. Si no duerme las horas requeridas, el cuerpo no puede producir suficientes hormonas ni recuperarse de las situaciones estresantes del día. Y sin estas hormonas, cuesta más conciliar el sueño.

El cerebro necesita fabricar mucha melatonina para dormirse profundamente enseguida y seguir durmiendo la noche entera. En la mayoría de casos, una rutina diaria adecuada combinada con ejercicio físico y una buena alimentación nos permite dormir profundamente por la noche. Pero debido a las situaciones conflictivas de la vida, las interrupciones que suponen los viajes y los cambios de programa, puede que no sea fácil mantener una rutina regular que favorezca una buena cantidad de sueño ininterrumpido. Los suplementos naturales ayudan a recuperar rápidamente una rutina del sueño sana. Pero en cuanto se ha vuelto a establecer, a menudo es necesario seguir tomando suplementos con regularidad.

Si tu ciclo del sueño está desequilibrado y tu cerebro no produce la suficiente melatonina, la solución quizás esté en tomar suplementos de melatonina. Tomar de 1 a 3 miligramos de melatonina a la hora de acostarse ayuda a la mayoría de la gente a conciliar el sueño. Al menos te da la oportunidad de recuperar tu rutina del sueño y dormir apaciblemente de nuevo, y esto suele bastar para que el cuerpo empiece a producir la melatonina necesaria para mantener una saludable rutina del sueño. Lo mejor es poder conciliar el sueño de forma natural, por eso lo que se intenta hacer aquí es que el cuerpo produzca su propia melatonina. Los suplementos de melatonina son ideales para recuperar una buena rutina del sueño y no tienen los efectos secundarios de los somníferos recetados.

Los suplementos naturales, como la melatonina, ayudan a restablecer una rutina del sueño sana.

Entre un tercio y la mitad de estadounidenses adultos sufren insomnio o se quejan de falta de sueño. Un gran porcentaje de ellos son mujeres. Como ya he señalado, hoy en día las mujeres están más estresadas que los hombres. Además, durante un estrés moderado la parte emocional de su cerebro se irriga ocho veces más que la de un hombre. Este mayor flujo sanguíneo en el cerebro requiere la liberación de la serotonina almacenada para calmar el cerebro. Cuando una venusiana está que arde, la serotonina acude en su ayuda para tranquilizar su cerebro. Pero si al final del día se ha quedado sin su provisión de serotonina, no podrá producir la cantidad adecuada de melatonina, la hormona del sueño.

¿Cómo produce el cuerpo la cantidad necesaria de melatonina? El proceso comienza al atardecer, cuando la serotonina empieza a convertirse en melatonina. Si al final del día una persona (suele ser una mujer) no tiene la suficiente serotonina para convertirla en melatonina, el resultado es que no podrá conciliar el sueño por la noche. Tenderá a darle vueltas a sus problemas y a su lista de tareas por hacer. Al final quizá se duerma de puro agotamiento, pero por desgracia no liberará la hormona que nos permite descansar por la noche. Este problema se suele solucionar tomando superalimentos y nutrientes, sobre todo orotato de litio.

El orotato de litio ayuda al cerebro a producir más serotonina e impide que el nivel de dopamina suba demasiado. Cuando una mujer se siente agobiada o preocupada por algo, su cerebro produce demasiada dopamina y demasiada poca serotonina. Cuando los hombres están muy estresados también pueden sufrir este desequilibrio, pero no es tan común como en las mujeres, porque el cerebro masculino produce serotonina con un 50 por ciento más de eficacia que el de una mujer, y también almacena un 50 por ciento más.

Pero los hombres también pueden tener problemas para dormir, a pesar de disponer de un montón de serotonina, porque debido al estrés crónico, a los altibajos de azúcar causados por la cafeína o a una dieta rica en productos procesados, el nivel de cortisol se dispara por la noche. Se ha demostrado que un alto nivel de cortisol impide que la serotonina se convierta en melatonina. Un estudio llevado a cabo reveló que el estrés psicológico nocturno y el alto nivel de cortisol que provocaba hacía que la melatonina se liberara con un retraso de una a dos horas. Se ha demostrado que la liberación de melatonina se retrasa varias horas incluso al tomar solamente dos cafés por la mañana, lo cual fomenta el insomnio. Cuando uno anda corto de melatonina, tanto si es hombre como mujer, tendrá problemas para conciliar el sueño o para dormir la noche entera, o ambas cosas a la vez.

¿Cuántas horas necesitamos dormir?

Cada noche solemos pasar por cinco fases del sueño: de la fase 1 a la fase 4 y luego el sueño REM (*rapid eye movement*, movimientos oculares rápidos, que normalmente corresponde a cuando soñamos). Cada fase dura de 10 a 15 minutos. Pasamos por las distintas fases de la siguiente manera: 1-2-3-4-3-2-REM, y luego el ciclo se repite. El 50 por ciento del tiempo de sueño lo pasamos en la fase 2, un 20 por ciento en el sueño REM, y el 30 por ciento restante en las otras fases. Pero los bebés son una excepción. Mientras duermen pasan la mitad del tiempo en la fase del sueño REM.

Los dos primeros ciclos del sueño se componen de unas etapas de sueño REM relativamente cortas y de largas etapas de sueño profundo (fases 3 y 4). Si te acuestas después de la medianoche, estos dos primeros ciclos son más cortos y con menos sueño profundo. Pero, independientemente de la hora a la que te acuestes, a medida que transcurre la noche, las fases de sueño REM (con sueños) se alargan y las de sueño profundo se acortan. Por la mañana, mientras seguimos durmiendo pasamos por las fases 1, 2 y REM, pero las del sueño profundo ya no se dan.

El sueño profundo es fundamental. Es necesario sobre todo para la liberación de hormonas del crecimiento, y la falta de sueño profundo se asocia con la depresión en adolescentes y adultos. Además de las numerosas investigaciones sobre el sueño que lo confirman, yo lo he comprobado en mi propia vida. Después de terminar de escribir uno de mis libros, pasé de dormir cinco horas por la noche durante varias semanas a poder darme el lujo de dormir nueve horas. A la noche siguiente de este cambio, cuando estaba en el gimnasio, advertí que tenía un 10 por ciento más de fuerza. En mi opinión, este aumento fue espectacular y me convenció de que se debía a una mayor producción de la hormona del crecimiento y de testosterona, ambas estimuladas por haber dormido bien.

> El sueño profundo es fundamental. Es necesario sobre todo para la liberación de hormonas del crecimiento.

Dormir las horas necesarias es uno de los factores más importantes para ayudar a hombres y mujeres a hacer frente al estrés. La Fundación Nacional del Sueño de Estados Unidos sostiene que dormir de 7 a 9 horas es el tiempo adecuado en los adultos para mejorar la atención, la memoria, la capacidad para resolver problemas y la salud en general, y también para reducir el riesgo de accidentes. Un estudio que se divulgó extensamente en 2003, realizado por la Facultad de Medicina de la Universidad de Pensilvania, demostró que el rendimiento cognitivo se reduce al dormir 6 horas o menos por la noche. Los investigadores de la Universidad de Warwick y del University College London descubrieron que la falta de sueño dobla con creces el riesgo de morir de una enfermedad cardiovascular. Se ha descubierto que el 90 por ciento de adultos con depresión tienen problemas para conciliar el sueño. La obesidad también está relacionada con la falta de sueño. Dormir una hora menos por la noche se ha asociado con un riesgo dos veces mayor de lo normal de tener sobrepeso.

Y también hay otra información que demuestra el papel irremplazable que desempeña el sueño al mantener una sana conexión entre el cuerpo y la mente. Se ha demostrado que el sueño —sobre todo el sueño profundo— afecta enormemente al nivel de la hormona del crecimiento. Esta hormona, además de determinar tu estatura, es también la hormona de la longevidad, que te mantiene joven y sano al regenerar tus células. Una mayor producción de la hormona del crecimiento tiene el poder de reducir los síntomas de deficiencia hormonal en hombres y mujeres. Los investigadores han descubierto que durante las 8 horas de sueño, los hombres con un alto porcentaje de sueño profundo (un 24 por ciento como media) liberaban una elevada cantidad de hormonas del crecimiento, en cambio los que tenían un bajo porcentaje de sueño profundo (un 9 por ciento como media) liberaban una baja cantidad.

El sueño prolongado y profundo aumenta espectacularmente el nivel hormonal y restablece la salud.

Veamos ahora cómo el sueño afecta a la química cerebral. Durante la fase del sueño profundo, el cuerpo descompone las proteínas en los aminoácidos necesarios para crear las sustancias químicas cerebrales del bienestar. El triptófano se extrae de las proteínas y se dirige al cerebro para producir serotonina, que relaja la parte emocional de éste, con lo que las glándulas suprarrenales se relajan a su vez. La fenilalanina se extrae de las proteínas y se dirige al cerebro para producir dopamina, que nos da energía y nos motiva cuando nos despertamos por la mañana. La glutamina se extrae de las proteínas y se dirige al cerebro para producir ácido gamma-aminobutírico (GABA), que aumenta la creatividad y la capacidad para gozar de la vida. Son unas sustancias químicas del cerebro absolutamente fundamentales, que relajan el cuerpo entero, permitiéndole a las glándulas suprarrenales descansar y recuperarse de las situaciones estresantes del día. La salud de la conexión entre el cuerpo y la mente depende de una noche de sueño reparador y, sobre todo, de tener el suficiente sueño profundo.

Establecer una rutina del sueño sana

Recuperarte del estrés del día y ayudar al cuerpo a producir hormonas saludables no depende sólo de las horas que duermes o de la profundidad del sueño. Lo que hace una gran diferencia es la hora a la que te acuestas, sobre todo si lo que deseas es que se dé el sueño profundo. Cuanto más temprano te acuestes, más sueño profundo experimentarás. Lo mejor es acostarse alrededor de las 10 de la noche y despertarse a las 7 de la mañana. Este horario te permite gozar de ocho a nueve horas de un sueño rejuvenecedor. Las investigaciones revelan que la fase del sueño profundo es más profunda y larga si se produce de 10 a 12 de la noche. Además de dormir profundamente, necesitamos pasar muchas horas en las otras fases del sueño si deseamos hacer frente con eficacia al estrés psicológico de nuestra vida.

Además de asegurarte de dormir lo suficiente, la costumbre de acostarte a las 10 de la noche permite que te beneficies de los ritmos circadianos naturales del cuerpo. Los ritmos circadianos son los cambios regulares en las características mentales y físicas que se dan a lo largo del día. (Circadiano significa en latín «a lo largo del día».) La mayoría de estos ritmos los controla el reloj biológico del cuerpo y cambian con la exposición a la cambiante luz del día.

Ir a dormir a las 10 de la noche coincide con los ritmos de nuestro reloj biológico natural.

Estos ritmos naturales hacen que el nivel de cortisol suba y baje varias veces al día.

El nivel de cortisol llega a su punto más bajo al mediodía, y a su punto más alto a la hora de levantarnos: de 6 a 8 de la mañana. De 11 a 14 horas baja un 50 por ciento. Y después sigue bajando paulatinamente hasta llegar de nuevo a su punto más bajo por la medianoche. Si adaptamos nuestro horario de sueño a estos ciclos naturales, sacaremos el máximo beneficio de él. Estos conocimientos científicos dan la razón a un viejo refrán inglés que reza: «Acostarse temprano, levantarse temprano, hacen al hombre sano, rico y sabio».

Advertencia para los trasnochadores: si te acuestas tarde, la fase del sueño profundo será más corta y superficial. El cuerpo y la mente necesitan que la fase del sueño profundo sea lo más larga y profunda posible para poderse recuperar del estrés del día. Pero si eres un madrugador, enhorabuena: al acostarte temprano, tu nivel de cortisol es más bajo de manera natural, y tienes muchas más posibilidades de gozar de un sueño profundo de mayor calidad. Con lo que liberarás más hormonas del crecimiento.

Además de acostarse tarde, otro obstáculo para un sueño profundo y duradero son los altibajos del azúcar. Cuando se dan estas fluctuaciones debido al mayor grado de resistencia a la insulina, el nivel de azúcar en la sangre empieza a caer alrededor de las 3 de la madrugada. Y entonces el nivel de cortisol se dispara para hacer subir el nivel de azúcar. Esta subida del cortisol hace que nos despertemos por la noche. Un alto nivel de glucosa causado por los altibajos del azúcar después de cenar, también puede provocar insomnio. Este hecho nos permite entender claramente lo importante que es mantener equilibrado el nivel del azúcar para gozar de un sueño reparador.

Los altibajos de azúcar nos impiden conciliar el sueño por la noche y dormir de un tirón.

Uno de los mayores obstáculos para beneficiarnos de un sueño reparador es comer tarde por la noche, porque el nivel de insulina sube durante las cuatro horas siguientes, lo cual nos impide liberar la hormona del crecimiento. Aunque te acuestes temprano cada día, las noches en las que comas dentro de las cuatro horas antes de irte a la cama, tu cuerpo secretará una menor cantidad de hormonas del crecimiento.

Pero muchas personas no pueden irse a la cama al cabo de cuatro horas de haber comido, porque si te acuestas a las 10 de la noche significa que tienes que cenar antes de las 6 de la tarde. Si eres una de ellas, hay una forma de compensarlo. Tómate una cena ligera por la noche y evita los postres y los productos procesados. Para no quedarte con las ganas, cómete la fruta, los postres y los productos procesados a la hora del almuerzo. Si ingieres carbohidratos para cenar, como pan, arroz o pasta, toma PGX® (PolyGlycopleX)® para evitar que la insulina se te dispare por la noche. Recuerda que el PGX® es el único complejo de polisacáridos (fibras vegetales) solubles en agua que ayuda a reducir las oscilaciones del azúcar en la sangre.

Todos estos conocimientos científicos son tal vez más de los que necesitamos, pero espero que te hayan ayudado a ver por qué hoy en día hay tantas personas enfermas y por qué las antiguas tradiciones que tienen la costumbre de no comer antes de ir a la cama y de acostarse temprano han durado tanto. En la actualidad, hay mucha gente que se queja de sentirse cansada o soñolienta durante el día. Una de las mayores causas del cansancio diurno es no recibir los máximos beneficios de una noche reparadora.

Además de los altibajos de azúcar, el estrés y de comer por la noche, hay muchos otros obstáculos que nos impiden descansar por la noche. Las bebidas cafeinadas, como el café, las sodas y las bebidas energéticas, y ciertos fármacos como las píldoras para adelgazar y los descongestionantes, estimulan ciertas partes del cerebro y pueden causarnos insomnio, o al menos problemas para conciliar el sueño. Ahora se sabe que muchos antidepresivos impiden el sueño REM. Los grandes fumadores suelen tener un sueño muy ligero, y sus fases de sueño REM son más cortas. También tienden a despertarse por la noche al cabo de tres o cuatro horas por el mono de la nicotina. Muchas personas que tienen insomnio intentan solucionar este problema con el alcohol, tomando una copita antes de acostarse. Si bien el alcohol ayuda a caer en un sueño ligero, también impide entrar en la fase del sueño REM y en la del sueño más profundo y reparador. Las mantiene en un estado de sueño ligero del que se despiertan fácilmente.

Suplementos naturales para ayudarte a conciliar el sueño

Cientos de personas me han contado que ingerir los superalimentos que sugiero en la Solución para el Bienestar de Balanced Planets les ha ayudado a dormir más y mejor. Aunque yo haya seguido este programa durante muchos años, a veces cuando estoy estresado tengo problemas para dormir. Al quedarme levantado hasta muy tarde, suelo ir a la cama más tarde, con lo que al día siguiente vuelvo a acostarme tarde. He descubierto que algunos suplementos naturales van muy bien para recuperar un ciclo del sueño más sano. Algunos de ellos podemos tomarlos a diario para asegurarnos de gozar de un sueño reparador, y otros sólo hace falta que los tomemos cuando queramos recuperar una rutina del sueño más saludable.

En las tiendas de productos naturales encontrarás una variedad de suplementos que te ayudarán a conciliar el sueño por la noche. Suelen contener una combinación de los siguientes ingredientes:

Melatonina: es la hormona que hace que te entre sueño y que caigas dormido. Tu cuerpo la produce, y las plantas también, por eso puede extraerse y venderse en forma de pastillas. Si tomas demasiada melatonina, te sentirás adormilado por la mañana, pero si bebes un par de vasos de agua y haces un poco de ejercicio, reducirás este efecto secundario. Lo mejor es empezar tomando pequeñas cantidades e irlas aumentando hasta encontrar la que te funciona. Si, por ejemplo, tienes píldoras de 3 miligramos, pártelas en trocitos más pequeños y empieza tomando menos cantidad. Si descubres que te despiertas en mitad de la noche, deja de tomar melatonina, de lo contrario estarás medio atontado al despertarte por la mañana.

5-HTP: es un suplemento a base de aminoácidos naturales que se convierte en el acto en serotonina en el cerebro. Al tomarlo por la noche, dispondrás de una mayor provisión de serotonina para sentirte mejor. Algunos estudios han demostrado que tomar 5-HTP produce los mismos efectos que un antidepresivo recetado, pero sin los efectos secundarios que éste crea. Aunque parezca increíble, ten en cuenta que los antidepresivos sólo ayudan a un 50 por ciento de los que los toman. Al ayudar en mi calidad de psicólogo a miles de hombres y mujeres a superar una depresión, he comprobado que ingerir superalimentos y tomar 5-HTP con orotato de litio y L-teanina produce muy buenos resultados. También va bien saber que el cerebro utiliza 5-HTP para producir melatonina. Tomar pequeñas cantidades de 5-HTP (25-50 mg) junto con melatonina hace que la acción de ésta dure más por la noche y nos permita dormir más tiempo.

L-teanina: es un aminoácido que sólo se encuentra en el té verde, y ahora se comercializa en forma depurada como suplemento. Se está revelando como el mejor producto natural que favorece la calma mental y la relajación. Si estás muy ansioso o preocupado, tomar 200-400 mg de L-teanina dos o tres veces al día te aliviará enormemente de la tensión nerviosa. Lo maravilloso de la L-teanina es que no produce soñolencia ni interfiere en las tareas complejas, como conducir o estudiar. Es la misma sustancia que los monjes japoneses reverenciaban cuando tomaban un té muy especial rico en L-teanina para aumentar la experiencia de la meditación. Este mismo té verde de alta calidad, que cuesta una fortuna, se sigue usando en la actualidad en la famosa ceremonia japonesa del té. Muchas personas llaman a la L-teanina el «Factor Nirvana» por su casi mágica virtud de favorecer un delicioso estado de paz y serenidad.

Si tomas antes de ir a la cama 200-400 mg de L-teanina, tu estrés desaparecerá en 20 minutos y te ayudará a gozar de un sueño profundo y reparador. Si tienes el problema de despertarte en medio de la noche, la L-teanina te calmará la mente, te relajará el cuerpo y te permitirá volver a dormirte sin hacer que por la mañana estés grogui.

Aunque estos ingredientes naturales vayan muy bien para inducir el sueño, se deben usar de forma periódica en vez de continuamente. Cuando necesito una ayuda extra para dormir, tomo un producto de BalancedPlanets.com llamado Mars at Rest. Es una combinación de melatonina, 5-HTP y L-teanina en una proporción perfecta que se toma en pastillas masticables para obtener una rápida acción. La ventaja de este producto es que la melatonina te ayuda a dormir sin sentirte atontado por la mañana, el 5-HTP te ayuda a prolongar los efectos de la melatonina, y la L-teanina mejora la calidad del sueño. Cuando me despierto en medio de la noche, tomo 200-400 mg de L-teanina para que mi mente se relaje y pueda volver a dormirme sin el riesgo de estar grogui por la mañana. Venus Dreams es una fórmula parecida para las mujeres, pero con una cantidad un poco menor de melatonina. Lo ideal es que sólo tomes estos ingredientes para dormir durante varios días o semanas, hasta volver a recuperar tu patrón de sueño sano de ir a acostarte temprano y despertarte temprano por la mañana.

Cómo una «toma de tierra» te ayuda a dormir

¿Es posible que conciliar el sueño no sea más que una cuestión de una toma de tierra? ¡Yo estoy convencido de que así es! Hace diez años, mientras llevaba a cabo una investigación sobre las prácticas curativas autóctonas en India, me dijeron que el secreto para la salud y un sueño reparador estaba en usar una «toma de tierra». Me explicaron que clavara una barra de cobre en la tierra y la conectara por medio de un cable de cobre a la plancha de cobre adosada a mi cama. La plancha de cobre la coloqué al final de la cama para que mis pies descansaran sobre ella. ¡Advertí que dormía mejor!

Más tarde descubrí la investigación de Clinton Ober sobre el sistema de toma de tierra (o «aterramiento») gracias al doctor Jeff Spencer. Este último estuvo usando el sistema de aterramiento de Ober durante ocho años para ayudar al equipo vencedor de ciclistas estadounidenses durante la agotadora competición de tres semanas de duración del Tour de Francia. Al dormir conectados a una toma de tierra, los atletas dormían de un tirón pese al alto nivel de cortisol que acusaban durante la competición. Las planchas de cobre que usaron hizo que sus niveles de cortisol cayeran de inmediato por la noche, con lo que pudieron descansar mucho más mientras dormían. Las nuevas investigaciones llevadas a cabo con ratas de laboratorio con un sistema de aterramiento y sin él revelaron que este sistema también promueve un sano nivel de azúcar en la sangre.

Clint Ober desarrolló la tecnología de las almohadillas que se utiliza en la actualidad como sistema de aterramiento sin necesidad de una plancha ni una barra de cobre. Creó una almohadilla de cama tejida con algodón e hilos de plata para que condujera la energía de los electrones. La almohadilla se conecta al cable de la toma de tierra de la vivienda simplemente enchufándola. Si en tu hogar no tienes una toma de corriente de tres entradas, significa que no hay una toma de tierra. Para este caso Ober fabricó una varilla de cobre que se clava en el suelo, conectada por medio de un cable a la almohadilla de la cama. Con que sólo una parte del cuerpo esté en contacto con la almohadilla ya basta para que todo él esté conectado a la tierra. Es una curiosa herramienta más para dormir mejor. Este sistema de estar conectado a la Tierra es un campo que me interesa mucho, y en el Apéndice B encontrarás algunos hechos fascinantes sobre las frecuencias electromagnéticas (FEM), así como algunos consejos y cómo estar conectado a la Tierra mientras duermes.

Te está entrando mucho sueño... Consejos para mejorar tu rutina del sueño

La siguiente lista contiene sugerencias para adquirir una rutina del sueño saludable y mejorar su calidad:

• Toma un agradable baño de 40 minutos antes de acostarte. Seguramente es la sugerencia más importante de la lista. Se ha demostrado que tomar un baño caliente de 40 minutos aumenta la circulación, alivia el dolor, baja el nivel de cortisol y calma la mente. Es una herramienta sencilla para poder dormir profundamente por la noche. Además de ser muy eficaz, ¡sienta de maravilla! Para crear una atmósfera relajante, enciende varias velas, apaga o baja la luz y pon una música bonita o escucha un libro en un cedé. La poca luz le in-

La ansiedad de intentar conciliar el sueño puede subir el nivel de cortisol e impedirte dormir.

dica al cerebro que convierta la serotonina en melatonina para ayudarte a conciliar el sueño.

- No consumas bebidas cafeinadas después de las 10 de la mañana. Algunas personas quizá necesiten reducir la cafeína incluso más para gozar de una noche reparadora.

- Sustituye el almuerzo por los superalimentos de la Solución para el Bienestar de Balanced Planets.

- No comas una vez que haya anochecido. Lo mejor es no intentar dormir hasta pasadas cuatro horas después de haber cenado.

- Después de la cena, sal a dar un paseo. Un poco de ejercicio, además de ayudarte a hacer la digestión, también reducirá la resistencia a la insulina de modo que tengas un bajo nivel de insulina a la hora de acostarte. Durante miles de años la gente ha estado saliendo a pasear después de las comidas, pero ahora lamentablemente nos quedamos sentados mirando la tele.

- Consigue un perro para que te estimule a salir a dar una vuelta después de cenar.

- Si no puedes dormir, no te quedes en la cama dando vueltas. La ansiedad de intentar dormir puede subirte el nivel de cortisol e impedirte conciliar el sueño. En su lugar, lee un libro o haz alguna clase de ejercicio superfácil hasta que te sientas cansado.

- Toma el superalimento PGX® con la cena para que te ayude a estabilizar los altibajos del cortisol. Los altibajos del azúcar en la sangre hacen que el cortisol se dispare, por eso nos despertamos por la noche.

- Si estás demasiado cansado para hacer el amor pero no puedes dormir, echar un polvito te ayudará a conciliar el sueño si eres un hombre, y de paso le harás un delicioso regalo a tu pareja. A una mujer madura tener relaciones por la noche también le produce el mismo efecto. Si su pareja se toma el tiempo de estimularla sexualmente, la ayudará a dormir.

- Si tu pareja ronca o da muchas vueltas en la cama, intenta dormir durante una temporada en otra habitación, o tápate los oídos con tapones suaves para que no te despierte.

- Asegúrate de que el colchón y la almohada de la cama te resultan cómodos. Ten en cuenta que pasas una tercera parte de tu vida en la cama, o sea, que un buen colchón es una inversión que vale la pena.

- Asegúrate de exponerte un rato a la luz del sol durante el día para estimular el nivel de serotonina. Después de cenar, baja la intensidad de la luz para que tu cerebro empiece a convertir la serotonina en melatonina. Sentarte delante de la pantalla brillante del ordenador por la noche puede impedir que se lleve a cabo esta conversión. Si miras la tele por la noche, baja la intensidad de la luz y siéntate a una buena distancia de la pantalla.

- Pon sonidos de fondo agradables para evitar que los ruidos nocturnos inesperados, o los ronquidos o la respiración de tu pareja, te despierten. Los generadores de sonidos de fondo naturales no son caros.

- Si tu pareja te dice que roncas por la noche y te sientes soñoliento todo el día, asegúrate de no padecer apnea. Cuando alguien con apnea ronca ruidosamente, a menudo deja de respirar por la noche. La apnea del sueño es muy común en personas con sobrepeso y hace que el cortisol se dispare por la noche.

Ahora dispones de un montón de sugerencias, y cualquiera de ellas puede ayudarte a gozar de un sueño más profundo y reparador. Cuando descansas mejor por la noche, además de tener sueños agradables, produces las hormonas que tan importantes son para estar sano y feliz.

12

AMOR, SEXO
Y FELICIDAD

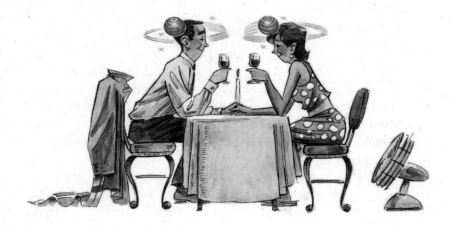

TODO CUANTO ESPERAS ENCONTRAR ESTÁ
A TU ALCANCE. TIENES TODO CUANTO NECESITAS,
Y SIEMPRE LO HAS TENIDO.

Ahora que hemos llegado a este punto del libro debes de estar pensando: «¿Qué más queda por tratar, John? ¿Qué más necesito saber para adquirir estos nuevos conocimientos hormonales y aplicarlos a la relación de pareja de un marciano y una venusiana?»

Te responderé con una frase: tienes todo cuanto necesitas, y siempre lo has tenido.

Piensa en ello. Todas las herramientas de las que he hablado en este libro siempre han estado a tu alcance o muy cerca de ti. Lo único que debías hacer era alargar el brazo e irlas cogiendo una a una, y lo has hecho simplemente al estar abierto a nuevas ideas y leer este libro. Te imagino guardando en una caja todos tus nuevos conocimientos sobre la testosterona y la oxitocina, el estrés y el cortisol, la cueva de los marcianos y las actividades maternales de las venusianas, las charlas venusianas, los encuentros marcianos y el Solucionaemergencias. Esta caja la proteges con el material de embalaje de una buena nutrición a base de superalimentos, el PGX® que mantiene a raya el azúcar, y un sueño reparador. Y la información que encontrarás a continuación es como el papel de regalo con la que la envuelves y el lacito.

En este último capítulo hablaré del amor, el sexo y la felicidad. Esta constelación de metas de la vida contiene otras estrellas de las que ya he hablado, como el romanticismo, la comunicación y un estilo de vida sano. Pero en este último capítulo hablaré sobre todo de las estrellas que le dan a la constelación un toque especial, de lo que hace que una relación de pareja sea tan hermosa.

Un amor duradero

Empezaré con el amor, porque es donde todo se origina. Es lo que une a una pareja y la mantiene junta. Al principio de la relación, esperamos que nuestra pareja nos quiera, y lo ideal sería que este deseo surgiera de alguien que se quiere a sí mismo. En cuanto somos novios y nos hemos comprometido con nuestra pareja, debemos centrarnos en darle amor, porque el amor es el carburante que nos infunde calor, nos alimenta y nos da energía para un montón de cosas en la vida.

Pero es importante recordar que en una relación madura el amor no es un sentimiento, sino más bien un modo de ser y, como algunos dijeron, una decisión. Si queremos que el amor dure, no debemos caer en la trampa de comportarnos como nos venga en gana en cualquier momento. Este modo de actuar pone al amor en un balancín con nosotros dentro: ¡un día sube y al otro baja!

Para amar a nuestra pareja y seguir amándonos a nosotros mismos debemos pensar antes de actuar y hacerlo con sabiduría. También es igual de importante controlarnos al reaccionar ante lo que nuestra pareja haga. Después de todo, el amor no aumenta con la adoración, sino cuando dura y aguanta en las temporadas en las que no nos resulta fácil amar a nuestra pareja. A decir verdad, el amor crece con los retos, sobre todo con los del corazón. Cuando intentamos resolver a nivel individual y de pareja los problemas relativos a las diferencias entre los sexos, el intercambio de papeles y los días estresantes, el ambiente estará cargado de tensión, pero esta tensión nos hará más fuertes. Nuestro amor de pareja, como un músculo que se tensa y se fortalece, se volverá más diestro y fuerte. Y podremos confiar en él, será una continua actitud que condiciona y organiza nuestro modo de vivir.

> **No debemos dar amor para recibir lo que necesitamos, sino por el puro placer de darlo.**

No debemos dar amor para recibir lo que necesitamos, sino por el puro placer de darlo. Hay una historia que a mi modo de ver ilustra este punto:

En una ocasión, durante el Día del Padre, al terminar de cenar mi yerno se puso a recoger la mesa y a limpiar la cocina. Mi mujer le dijo que no hacía falta que lo hiciera, pero él le respondió: «¡Pero si para mí es un placer!»

Le pregunté por qué lo era y me respondió: «Cuando vuelva a casa con el coche, me sentiré la mar de bien al saber que Bonnie no ha tenido que lavar los platos».

Es un ejemplo muy sencillo pero claro de dar amor por el puro placer de darlo. Mi yerno sabía que Bonnie estaba cansada por la gran cena que había preparado, y él se sintió bien por el simple hecho de saber que ella no tendría que limpiar la cocina antes de irse a la cama. Y no sólo Bonnie se sentiría bien, sino él también, porque sabía que le había ahorrado esta engorrosa tarea.

Sentir amor como resultado de nuestras meditadas acciones y respuestas es una experiencia mucho más deliciosa que el amor que sentimos por la conducta y el modo de actuar que alguien tiene con nosotros. Cuando éramos niños, nuestros sentimientos de amor dependían de cómo los demás nos trataban. Pero ahora, de adultos, sólo podemos mantener vivo el amor sacrificándonos de verdad por el otro para apoyarle.

Pero para apoyarle debemos aprender primero el arte de apoyarnos a nosotros mismos. ¡Sacrificarnos por los demás olvidándonos de nosotros mismos no tiene nada de noble! Si deseamos dar a los demás lo que necesitan, debemos aprender antes a sentirnos llenos, porque sólo cuando nos sentimos así, podemos echarle una mano a los demás sin esperar nada a cambio. Sólo cuando nos sentimos bien con nosotros mismos podemos esperar que nuestra pareja nos haga sentir incluso mejor.

¿Recuerdas la regla del 90 por ciento? Como dije anteriormente, el 90 por ciento de tu bienestar depende sólo de ti. Y esta sensación de bienestar la adquieres con las personas y las actividades que forman parte de tu vida. No incluyas a tu pareja entre ellas, porque sólo es responsable del último 10 por ciento de tu felicidad. Idealmente, este 10 por ciento es el mejor, sin duda. Es el último toque, la guinda del pastel, por así decirlo, de todo lo demás de lo que se compone tu vida.

Tu pareja sólo es responsable del 10 por ciento de tu bienestar.

Tenerlo en cuenta te ayuda en dos sentidos a que el amor aumente y dure en tu relación de pareja. En primer lugar, elimina en gran parte el juego de cargarle el sambenito al otro. No puedes culpar a tu pareja por todo lo que va mal en tu vida, porque relativamente hablando, contribuye a ello en una pequeña parte. ¡Sólo en un 10 por ciento! Y en segundo lugar, la regla del 90 por ciento significa que somos los responsables de nuestro propio bienestar. ¿Estamos alimentando adecuadamente nuestro cuerpo y durmiendo lo suficiente? ¿Estamos incluyendo novedades y retos en nuestra rutina? ¿Estamos procurando disminuir el estrés que nos complica la existencia y nos impide gozar de los pequeños placeres de la vida? Si no es así, será difícil no echarle la culpa a nuestra pareja de nuestra insatisfacción.

El culpable, el verdadero buscaproblemas en nuestra vida, es el estrés. Es a él al que debemos echarle la culpa, y éste debería ser el objetivo que hombres y mujeres comparten en una relación. Culpar a nuestra pareja por la infelicidad que nos provoca el estrés no nos sirve de nada; al contrario, sólo lo incrementa. Por lo tanto, espero que ésta sea una de las cosas que aprendas de este libro: *Disminuir el estrés es quizá lo más importante que puedes hacer por tu salud y por la de tu relación de pareja.* Mis detalladas explicaciones sobre la testosterona y la oxitocina, y sobre cómo los hombres utilizan la primera y las mujeres la segunda para reducir el estrés, te señalará el camino de una vida más sana y feliz.

A no ser que apliquemos nuevas y mejores estrategias para reducir el estrés, nuestro destino seguirá siendo el divorcio y las enfermedades. El cortisol, la hormona del estrés, se convierte en un veneno en nuestro sistema si no lo afrontamos y eliminamos. También es la causa de la lamentable tendencia de los hombres a volverse más pasivos y de las mujeres a ser más exigentes, sobre todo en la edad madura. Has aprendido algunas nuevas técnicas para disminuir el estrés y producir una buena provisión de hormonas del bienestar. Ahora ha llegado el momento de poner estas técnicas en práctica, no una o dos veces, sino día tras día. No basta con reaccionar simplemente ante los cambios en nuestra vida y a los papeles de los sexos. Debemos tomar las riendas de nuestra vida e ir haciendo de manera repetida y dinámica pequeños ajustes para corregir el rumbo que toma, en lugar de dejarnos llevar. Tú y tu relación de pareja no tenéis por qué formar parte de las deprimentes estadísticas que aparecen cada día.

Para dar amor sin esperar o pedir nada a cambio, debemos antes sentirnos bien con nosotros mismos.

Otra razón muy importante para hacer frente al estrés individual es que así preparas el terreno para la conducta romántica y sexual. Como ya sabemos, al principio de una relación esta conducta se da de manera automática, pero más tarde hay que esforzarse para crearla. Esperar que siga dándose espontáneamente es buscarse el fracaso y el rechazo. Ten en cuenta que el sexo y el romanticismo no tienen nada que ver con el amor. Los dos deben ir unidos, pero es una gran falacia pensar: «Como mi pareja no es romántica ni se siente atraída sexualmente hacia mí, significa que ya no me ama». Lo que en realidad significa es que esta conducta cariñosa no se está dando y que requiere un esfuerzo —un *cariñoso* esfuerzo— para crearla de nuevo.

Nuestra pasión sexual del principio no debería ser sólo un cálido recuerdo, sino un atisbo de lo que es posible en los años venideros, sobre todo si hemos procurado superar nuestra resistencia interior a recibir amor y apoyo y a aumentar nuestro placer en la vida. Al estar abiertos a una vida sexual regular, volvemos a ser como cuando éramos más jóvenes y el amor era nuevo. Hacer el amor con asiduidad reduce el estrés, refuerza el vínculo amoroso, y nos permite seguir estando sanos a medida que nos hacemos mayores.

El sexo: la cura para la mayoría de males

El sexo, con su poder para reducir el estrés y mejorar la salud y la comunicación, es —o debería ser— uno de los regalos más preciados de una relación de pareja. Ten en cuenta que las parejas que hacen el amor con asiduidad viven más tiempo y sufren menos enfermedades. Este hecho se debe a las hormonas. Hacer el amor con frecuencia aumenta la producción de hormonas del bienestar: la testosterona en los hombres y la oxitocina en las mujeres. Ésta es la naturaleza del sexo. Pero cuando el sexo se combina con sentimientos de amor y afecto, el acto desencadena incluso una mayor liberación de estas deliciosas hormonas para reducir nuestro nivel de estrés y regenerar el cuerpo.

Hacer el amor con asiduidad combate las enfermedades y nos sube el ánimo.

Todos hemos oído la advertencia «lo que no se usa se pierde», y es cierto. Cuantas más veces hacemos el amor, mayor es nuestro interés por el sexo. Y cuantas menos lo hacemos, menos nos apetece, porque la estimulación hormonal no se da. Y al final nuestro apetito sexual desaparece. Pero que no nos apetezca tener relaciones no quiere decir que no sea beneficioso hacer el amor. ¡Al contrario! ¿Dejamos de hacer ejercicio porque nos acaba aburriendo? No, hacemos un hueco en nuestra agenda para él y procuramos ir al gimnasio, porque sabemos que es muy saludable. Con el sexo también pasa lo mismo, así que... ¡ve al «gimnasio» y empieza a «ponerte en forma»! Como ocurre con el ejercicio, la actividad sexual se convierte en uno de los mayores placeres de la vida cuando estamos «otra vez en forma».

Mi libro *Marte y Venus en el dormitorio* es una guía sexual muy práctica si deseas tener más actividad sexual y un mayor placer en tu relación. Pero para el propósito de esta obra, me centraré en los aspectos hormonales de una relación sexual sana. Mi objetivo es ayudarte a comprender que, además de las habilidades para una buena relación de pareja, una nutrición equilibrada, mantener a raya el azúcar, una noche reparadora y unos conocimientos hormonales básicos de las diferencias entre hombres y mujeres, la actividad sexual es muy importante para la salud y el bienestar tanto a nivel individual como de pareja. Quiero que veas que debe ser una prioridad en vuestra vida de pareja y que, si es posible, debéis aumentar la frecuencia de vuestros encuentros sexuales. Hacer lo contrario es, en mi opinión, desaprovechar una oportuni-

Tener más actividad sexual nos hace desear practicarlo más todavía.

dad, por no decir una gran pérdida. El sexo es uno de los modos más poderosos de relajarnos y producir un montón de hormonas saludables.

No practicar sexo no es malo, pero una vida sexual activa es lo mejor para ti. No existe una cantidad de sexo adecuada o inadecuada, depende de cada uno, pero las investigaciones sugieren que hacer el amor al menos una vez a la semana es lo más sano para un hombre. Las investigaciones revelan que cuando los hombres hacen el amor, su nivel de testosterona cae y después va subiendo paulatinamente hasta llegar a la cúspide al cabo de siete días. Este aumento en la testosterona representa el intento del cuerpo de aumentar su motivación para tener relaciones. Si no las tiene durante una semana, al séptimo día su nivel de testosterona volverá a caer y perderá el interés por tenerlas. Este problema no le pasa al hombre que hace el amor más de una vez a la semana. Para producir el máximo de testosterona, lo ideal es que un hombre tenga relaciones un día sí y otro no.

Las mujeres también se benefician de una actividad sexual regular. Hacer el amor les produce un montón de oxitocina, la hormona de efectos relajantes. En realidad, considero que las relaciones sexuales son un superproductor de oxitocina. Es lo que más se la produce a una mujer, salvo durante el parto o la lactancia. La liberación de oxitocina que se da justo antes del orgasmo relaja el centro suprarrenal del estrés y estimula la producción de endorfinas del bienestar, al igual que les ocurre a los hombres. Después de hacer el amor, el nivel de oxitocina de una mujer se mantiene elevado mientras realiza un trabajo que genera testosterona, lo cual la aliviará aún más del estrés.

Hacer el amor con regularidad reduce el tiempo en la cueva

Las relaciones sexuales también van de perlas para que una mujer consiga sacar a su hombre de la cueva sin sentirse culpable por reducir su oportunidad de reponer su provisión de testosterona. Sólo saber que van a tener relaciones le produce a él una mayor cantidad de hormonas de efectos relajantes. Y durante las relaciones, produce más testosterona aún, además de estimularle a ella la producción de oxitocina.

De hecho, cuando los marcianos son un témpano de hielo, la forma más poderosa de fundirlos es enviándoles mensajes positivos relacionados con el sexo. Los hombres que tienen relaciones con asiduidad y raras veces se preocupan de que su pareja los vaya a rechazar, tienen un nivel más alto de testosterona y pasan menos tiempo en la cueva.

Éstos son los numerosos beneficios de hacer el amor con regularidad en tu vida de pareja:

- Aumenta la esperanza de vida.

- Es un ejercicio para perder peso equivalente a correr.

- Estimula la liberación de DHEA, la hormona que nos permite producir todas las otras hormonas.

- Ayuda a combatir el insomnio, la depresión, el dolor de cabeza y el dolor en general.

- Incluso favorece la producción de colágeno, rejuveneciendo la piel.

Y la lista no se acaba aquí. Si deseas conocer otros de sus beneficios, consulta mi libro *Marte y Venus en el dormitorio*.

Sólo hay algunas formas en las que hacer el amor se puede convertir en un valor negativo en una relación de pareja, y suelen venir de cómo actúa la mujer. Aprovechar la ocasión en que su marido quiere hacer el amor con ella para sacar un tema a relucir y crear una pelea conyugal no ayuda para nada. Al contrario, hace que el hombre se sienta rechazado. Por supuesto, la mujer no siempre ve el problema que ha creado. Puede que diga: «Para tener ganas de hacer el amor necesito que seas más romántico. Antes salíamos por la noche, pero ahora ya nunca lo hacemos...» Es una frase sincera y para ella es verdad, pero lo dice en un mal momento. Además, como ya he señalado en este libro, hay otras formas mejores de animar a un hombre a planear una velada romántica.

Tengo un par de sugerencias que ofrecerles a los hombres y mujeres que intentan llegar a un acuerdo en lo relativo a las relaciones sexuales. En primer lugar, si a uno no le apetece hacer el amor cuando su pareja se lo pide, puede responderle con un «sí» condicional. Tanto si lo llamas «un polvito», como yo, o creas algún otro eufemismo para lo que yo considero una actividad sexual limitada, hay formas de contentar a tu pareja sin que requiera demasiado esfuerzo por tu parte. También podéis crear un lenguaje especial para saber cuándo el otro desea hacer el amor, así no habrá lugar para las ambigüedades. Por ejemplo, puedes decir: «Tomemos esta noche una copa de vino». ¡O si no, puedes encender literalmente la llama de tu pareja como verás a continuación!

Éstas son mis cuatro mejores estrategias para tener relaciones más sanas y renovadoras en una relación de pareja:

Enciende una vela: las velas son un modo ideal de comunicarle a tu pareja sin palabras que te apetece hacer el amor. Si, por ejemplo, es la mujer la que está interesada en ello, encenderá la vela de él. Si a él le apetece hacerlo, se lo hará saber encendiendo la vela de ella. Y si en ese momento no le apetece, puede elegir no responder, ¡lo cual significa simplemente que la vela de él estará ardiendo durante varios días! Pero si quieres, también puedes hacer que esta técnica sea más comunicativa. ¿Qué te parece tener dos velas más pequeñas, una para cada uno, para señalar otra alternativa a la propuesta, quizás un «polvito»? Debéis elegir tanto la señal que prefiráis como lo que significa.

Haced un plan: para aseguraros de que disfrutáis lo suficiente en vuestras relaciones para obtener sus beneficios, lo mejor es hacer un plan, si es posible uno que puedas apuntar en tu agenda. Si esto te parece raro, sospecho que es porque aún crees que hacer el amor es algo romántico, como al principio de vuestra relación, es decir, que surge de manera automática. Pero esto no es verdad. Hacer el amor es como cualquier otra cosa que quieres alcanzar: tienes que fijarte metas.

Alimenta tu vida sexual: la actividad sexual estimula la producción de hormonas y de sustancias químicas, pero un complemento alimenticio adicional puede optimizar la respuesta de tu cuerpo, sobre todo cuando tu relación empieza a madurar. A medida que la novedad desaparece, se produce menos dopamina en el cerebro, por eso tomar superalimentos en forma de suplementos puede producir una agradable diferencia en tu motivación y en tu rendimiento sexuales. Según mi experiencia y los numerosos testimonios que he escuchado, seguir regularmente la Solución para el Bienestar de Balanced Planets te aporta todos los nutrientes que necesitas para gozar de una vida sexual saludable. Pero si lo que andas buscando es algún suplemento para el coito propiamente dicho, hay muchos tónicos sexuales a base de plantas que se han estado usando durante siglos. Muchos de ellos tienen cierta eficacia, pero depende sobre todo de la cantidad que tomes, y también de la calidad y el frescor de los ingredientes. Para conseguir los mejores resultados, elige un suplemento con una combinación de plantas conocidas por su eficacia. En el Apéndice C encontrarás algunas sugerencias de suplementos a base de plantas que aumentan el deseo sexual en hombres y mujeres.

Date un pequeño placer: según la leyenda, el chocolate es una poderosa poción de amor. Se ha estado consumiendo desde la época de la cultura maya y azteca para aumentar el rendimiento y la satisfacción sexuales. Incluso en la actualidad, el día de San Valentín nos muestra hasta qué punto asociamos el chocolate con el amor. Mi receta favorita de un tónico sexual es mezclar una cantidad de chocolate con otra equivalente compuesta de los siguientes aminoácidos: teanina, GABA, glicina, taurina y 5-HTP. En el Apéndice C encontrarás una breve descripción de las propiedades de cada uno de estos aminoácidos. Si lo deseas también puedes añadir guaraná, un estimulante natural vegetal. Todos estos ingredientes naturales los encontrarás en las tiendas de alimentos naturales. Si prefieres otro sistema, también puedes comprar «bombones funcionales», que ayudan a los varones a hacer el amor con más calma y a las mujeres a sentir deseo. Estos deliciosos gustos que puedes darte los encontrarás en muchas tiendas y en MarsVenus.com.

Una vida equilibrada

Si piensas en ello, todos los temas de este libro y su contenido tienen que ver con el equilibrio. Equilibramos nuestra relación de pareja teniendo en cuenta las diferencias entre los sexos. Equilibramos la liberación de hormonas dedicando un tiempo a reponer nuestra provisión hormonal. Procuramos alcanzar el equilibrio en lo que comemos, intentamos mantener el nivel de azúcar en la sangre equilibrado, e incluso compaginamos el trabajo con nuestras aficiones. El equilibrio crea salud y también felicidad. Por eso quiero hablar un poco más de la regla del 90 por ciento, que establece que tu pareja sólo debe contribuir e influir en un 10 por ciento y no más en tu vida.

A lo largo de los años he visto parejas meterse de lleno en las enseñanzas de Marte y Venus, poniendo una considerable cantidad de energía en aprenderlas y aplicarlas a su vida. Para mí es un gran placer verlo, y también me resulta muy gratificante comprobar que estoy contribuyendo de forma importante a la relación de pareja de tantas personas. Pero todo este afán también tiene sus inconvenientes, y suelen darse en forma de obsesión por la relación. Estos adictos a la relación de pareja, al igual que los adictos al trabajo que son incapaces de cerrar la cartera por la noche, se vuelcan demasiado en la calidad de su matrimonio o de su relación de pareja, descuidando otras parcelas de su vida que también son buenas para ellos y para la relación.

¡Una relación de pareja se enriquece con todo lo que ocurre a su alrededor, no sólo en el interior de ella! Para mantenernos sanos —ya sea física, emocional o psicológicamente— necesitamos satisfacer todas nuestras necesidades y no sólo las que tienen que ver con una relación afectiva. Amar a nuestra pareja y cuidar de nuestra relación más valiosa son sin duda metas importantes, pero esta parte constituye sólo el 10 por ciento de nuestra vida. Tenemos necesidades que debemos satisfacer en otros lugares, de otras formas. *Debemos responsabilizarnos de nuestra propia felicidad.*

Tú eres el responsable de tu felicidad

Cuando estamos en la etapa de la luna de miel en una relación, es fácil ser inmunes a muchas situaciones estresantes de nuestra vida. Pero en cuanto la novedad del amor se esfuma, nos volvemos de manera inevitable y paulatina vulnerables al masivo estrés que nos rodea. Si logramos recordar que las acciones y respuestas cariñosas de nuestra pareja

durante la luna de miel no eran más que un atisbo de la vida que podemos gozar juntos, nos llenaremos de esperanza en lugar de desespe-
ranza. Nos sentiremos motivados a respon-
En cuanto la novedad sabilizarnos de nuestra felicidad sin echarle
del amor se esfuma, la culpa a nuestra pareja, lo cual nos permi-
nos volvemos cada vez te darle un amor incondicional.
más vulnerables al   Las estadísticas demuestran que des-
estrés de nuestra vida. pués de un divorcio, los hombres que vuelven a casarse lo hacen al cabo de tres años,
en cambio las mujeres suelen tardar nueve. Además, hay más mujeres
que hombres que simplemente *no* vuelven a casarse, pues creen por
varias razones que el matrimonio trae más penas que alegrías. Sobre
todo si son independientes económicamente, muchas veces prefieren
vivir solas. En algunos casos son más felices que antes, pero esto no
significa que no estén desaprovechando la oportunidad de ser felices
con otra pareja.

Cuando les pregunto a estas mujeres si su vida es mejor sin su
marido, me suelen responder: «Ahora soy más feliz porque por fin
he aprendido a serlo».

No son más felices porque se hayan librado de un hombre pasivo
que se resiste a darse, sino que lo son porque han dejado de esperar que
él las haga felices y por fin se han responsabilizado de su propia felicidad. Si hubieran sabido cómo ser felices en su matrimonio, seguramente hoy seguirían casadas.

Las mujeres que viven solas y son felices han hecho este importante ajuste mental. Han dejado de depender de un hombre para ser
felices. La única desventaja es que quizás estén cerrando la puerta al
básico goce de vivir en pareja, de dejar que su romántico compañero
las haga sentir más felices y satisfechas de lo que ya se sienten.

18 fuentes esenciales de amor y apoyo

Hay muchos lugares en los que un hombre y una mujer pueden encontrar amor y apoyo fuera de su relación de pareja, ¡y es importante
buscarlos! Al asumir la responsabilidad de dar y recibir cariño y apoyo
de estas otras formas, liberamos a nuestra pareja de una carga imposi-

ble: serlo todo para nosotros. Considera las siguientes ideas y oportunidades como «vitaminas del amor». El amor romántico de tu pareja
equivale a una vitamina. Si andamos bajos de vitaminas, tomarnos ésta
significará una diferencia enorme en nuestra salud y bienestar. Pero si
tenemos una deficiencia de todas las otras vitaminas, por más romántica que sea nuestra pareja, andaremos demasiado cortos de vitaminas
como para beneficiarnos de ello.

1. Tú

Tratarte con bondad, respeto y compasión es fundamental para sentirte bien. Sin este apoyo dependerás demasiado de que tu pareja te suba
la autoestima. Piensa en cuando tu pareja te ha criticado por algo que
has dicho o hecho. Cuando estás estresado o deprimido, puedes tomarte incluso el comentario más trivial como
una gran acusación. Pero cuando te cui- **Al encontrar amor y apoyo**
das, aceptas las críticas y las valoras, o si **fuera de tu relación,**
lo prefieres dejas que te resbalen. **liberas a tu pareja de la**

Una forma de amarte es hacer por ti **carga de serlo todo para ti.**
lo que harías por un ser querido. Otra es
cuidar de tu cuerpo, procurando que haga suficiente ejercicio y se ali-
mente bien. No dejar que los demás te maltraten o que traspasen tus
límites es otra forma de quererte. Cuanto más te centres en encontrar
formas de amarte, más posibilidades tendrás de que los demás te amen.

2. Tu trabajo y tus compañeros

Cuando nuestro trabajo no nos llena, esperamos que nuestra pareja
nos necesite y llene más. Sin embargo, nuestra pareja nunca debe sustituir nuestra necesidad de mejorar el mundo. Es muy importante sentir de algún modo que contribuimos al bienestar de los demás. Esto
nos hace sentirnos conectados al mundo y le da mayor sentido a nuestra vida.

Colaborar, dirigir y participar en un **Nuestra romántica**
lugar de trabajo hace que nos sintamos **pareja nunca debe sustituir**
útiles. Si no sentimos que aportamos nues- **nuestra necesidad de**
tro granito de arena más allá de las cuatro **mejorar el mundo.**

paredes de nuestro hogar, nos volveremos demasiado dependientes del bienestar que nos produce nuestra pareja. Y ella se sentirá entonces frustrada por nuestra necesidad y por nuestras crecientes exigencias.

3. El descanso, la diversión, las aficiones y las vacaciones

Cuando no nos hacemos un hueco en la agenda para relajarnos y divertirnos, esperamos injustamente que nuestra pareja nos entretenga o que nos alegre la vida. Y cuando la vida se vuelve monótona o aburrida, le echamos la culpa a nuestra pareja en lugar de intentar divertirnos por nuestro lado.

Una mujer necesita ir de vacaciones con regularidad, o desconectar por un rato de lo que le recuerda sus responsabilidades. Hacer un crucero o pasar el fin de semana en un hotel o un balneario es rejuvenecedor. Pero saborear una comida deliciosa en un restaurante encantador también obra maravillas, porque ella se libera de la presión de tener que pensar en el menú, hacer la compra, cocinar y lavar los platos. Aunque estas tareas le gusten mucho, también necesita tomarse un descanso.

Tanto los hombres como las mujeres necesitan desconectar de vez en cuando de sus responsabilidades.

Un hombre necesita dedicarse a alguna diversión o afición con asiduidad para olvidarse del trabajo. Si normalmente está tan ocupado intentando sacar adelante a su familia que cuando regresa a casa se siente demasiado agotado como para participar en la relación, es que necesita encontrar algún *hobby*, algo que no tenga nada que ver con su profesión. Esta distracción le ayudará con toda seguridad a relajarse del trabajo, y como resultado tendrá más energía para su pareja y sus hijos.

4. Tu agenda

Cuando no te haces un hueco en tu agenda para ti, tenderás a sentir que tu pareja no te dedica el tiempo suficiente. Si lleváis una vida ajetreada, lo mejor es que tú y tu pareja programéis en vuestra agenda un rato para estar juntos y otro para estar separados.

Al planificar y anotar en la agenda esos momentos especiales, una mujer tiene algo que esperar con ilusión, lo cual la relaja. Y para un hombre programarlos es importante porque tiende a olvidarse fácilmente de pasar un tiempo disfrutando de su relación. Anda tan enfrascado en sacar adelante a su familia que se olvida de estar un rato con ella. No ve lo deprisa que pasa el tiempo, o lo mucho que su familia necesita y valora su presencia.

Si no te haces un hueco para ti, no esperes que tu pareja pase un rato contigo.

5. Busca ayuda en el exterior

Cuando una pareja tiene tantas cosas que hacer y tan poco tiempo, no es realista esperar tener la casa tan impecable como la de sus padres, al menos sin una ayuda extra. No tener la suficiente energía o el tiempo para hacer el montón de tareas de la lista estresa más todavía a las parejas. Él no debe esperar que su compañera lo haga todo, y ella tampoco debe esperar que su agotado marido cumpla con sus expectativas poco realistas. Si no buscan a alguien que les eche una mano, los dos estarán demasiado estresados como para sentirse bien. Ten en cuenta que en la época en que las mujeres se dedicaban a cocinar y a limpiar la casa no iban a trabajar cada día.

Contratar a alguien para que les ayude marca una gran diferencia cuando una pareja está demasiado ocupada o no tiene tiempo de ocuparse de todo.

Al igual que los marcianos necesitan descansar al final de la jornada cuando vuelven a casa, las venusianas también necesitan un tiempo para relajarse.

Cuando una mujer pasa muchas horas fuera de casa trabajando para ganarse la vida, tiene que invertir una parte de su sueldo en contratar a alguien que le eche una mano, aunque sólo sea una mujer de la limpieza. Dado el vertiginoso ritmo de la vida actual, a las amas de casa esta clase de ayuda también les va de perlas. Sin este apoyo, una mujer fácilmente puede sentirse agobiada y presionar demasiado a su pareja para que la ayude en casa. Pero si su marido está reventado al final de la jornada, esperar que tenga más energía de la que dispone abre una brecha entre los dos. Contratar a alguien para que les eche una mano reduce la tensión que flota entre la pareja que ya no da más de sí.

6. Tus prioridades

Las mujeres suelen ocuparse de demasiadas cosas. Al priorizar y concentrarse en lo que es más importante para ellas, ya no sentirán tanto la necesidad de hacer y serlo todo para todo

Cuando tú no eres para ti una prioridad, empiezas a creer que tu pareja no te tiene en cuenta.

el mundo. La sensación de urgencia en su vida disminuirá y sus niveles de oxitocina subirán.

La sensación tóxica de urgencia en una mujer es un acto solidario, pero proviene de una falta de confianza en sí misma. En el fondo se pregunta si los demás la amarán si no es todo lo que quieren que ella sea. Pero cuando una mujer deja que los demás establezcan sus prioridades, al poco tiempo acaba creyendo que su pareja es la que no la tiene a ella como una prioridad.

Pero en los hombres es distinto. Cuando un hombre no reconoce o actúa de acuerdo con sus prioridades, se debilita y se vuelve gruñón y pasivo. Puede incluso enojarse cuando su mujer no está a la altura de sus expectativas. En lugar de ser compasivo, se enfada e irrita.

En los marcianos actuar siendo coherentes con sus prioridades significa cumplir su palabra. Si un hombre dice que hará algo, significa que intentará cumplir su promesa y hacer todo lo posible por no romperla. Si no puede cumplirla, necesita hacer un cambio mental para adaptarse a la situación y prometer otra cosa que pueda cumplir. Esta clase de integridad y determinación libera un montón de testosterona y le permite sentirse la mar de satisfecho cuando por fin puede descansar para reponer su provisión de testosterona.

Para un hombre, las recompensas pospuestas o los sacrificios fortalecen su determinación y carácter. Al priorizar sus acciones para cumplir sus promesas, saca lo mejor de sí mismo. Pero cuando no se sacrifica lo suficiente para ser fiel a sus promesas, asume el papel de víctima y lo ve todo negro, y sólo se fija en cómo los demás le han decepcionado al no cumplir sus promesas. A no ser que decida establecer cada día sus prioridades y cumplir con ellas, se fijará sólo en la parte negativa de las cosas: en concreto, en cómo su pareja le ha decepcionado. Se olvidará de todo lo bueno que su compañera ha hecho por él.

7. Tus amistades

No hay nada malo en que tu pareja y tú seáis buenos amigos, pero también debéis tener otras amistades. Cuando no nos hacemos un hueco en la agenda para entablar amistades y conservarlas, acabamos esperando de manera poco razonable que nuestra pareja nos llene este vacío. Debemos llenar nuestra necesidad de amistad fuera de nuestra relación íntima para evitar esperar demasiado de nuestra pareja. Las amistades ayudan a estimular la hormona de la oxitocina. A los hombres les basta con unas pocas amistades, pero como las mujeres tienden a quedarse sin oxitocina más fácilmente, suelen necesitar más amigas que ellos.

Cuando no tienen suficientes amistades, las mujeres esperan que su compañero se muestre hablador, como sus amigas, y los hombres que su pareja no les signifique problemas, como sus amigos. Estas expectativas poco realistas sobre el otro pueden crear resentimientos y enojo.

Cuando no tienen amistades, las mujeres esperan que su compañero se muestre hablador, y los hombres que su pareja no les signifique problemas.

Hay otro factor a tener en cuenta: la dicha de volver a casa para estar con tu pareja. Estar separados de manera sana durante un tiempo puede volver a encender la chispa de la atracción en una relación. Pero cuando los matrimonios o las parejas están juntos todo el tiempo, no tienen la oportunidad de sentir el placer de volver a reunirse.

8. Los miembros de tu familia

Hoy en día una de las mayores fuentes de estrés, sobre todo en las mujeres, es la fragmentación de la familia. Si bien la familia es muy importante para un hombre, lo es mucho más para una mujer, pues es lo que más oxitocina le produce.

Mantener el contacto con nuestros familiares y pasar un tiempo con ellos nos alimenta el alma, porque saber de dónde venimos nos ayuda en parte a saber quiénes somos. Los miembros de nuestra familia deberían ser la base de nuestra vida, ya que son los únicos, además de nuestra pareja, que nos aman incondicionalmente. Pero aunque no nos amen, pueden ser valiosos para nosotros. Al intentar superar este problema familiar, también aprendemos a abandonar las expectativas poco realistas que tenemos de nuestra pareja. De lo contrario,

Al aceptar a nuestros padres y familiares como son, podemos aceptarnos mejor a nosotros mismos y a nuestra pareja.

podemos volvernos enganchosos o exigentes con ella, o hasta celosos de lo que hace cuando no está en casa. Inconscientemente podemos empezar a esperar que nuestra pareja nos haga de progenitor. Y esta actitud pone en peligro la relación.

9. El apoyo espiritual y la inspiración

No todo el mundo incluye prácticas espirituales en su vida, pero los que anhelan hacerlo deben colmar esta necesidad. De lo contrario, se quedarán con las ganas e intentarán equivocadamente que su pareja se la llene.

Incluso las personas de nuestro alrededor que no son espirituales necesitan fuentes de inspiración. Pasar un tiempo con alguien que se ha ganado nuestro respeto y admiración es muy estimulante. Relacionarnos con personas que comparten nuestros valores nos recuerda que éstos son importantes para nosotros. Sin una fuente de inspiración en nuestra vida, nos estaremos privando de una clase de crecimiento personal muy gratificante.

A no ser que algo nos inspire a crecer interiormente, la vida nos parecerá monótona y aburrida.

Leer buenos libros de autores que respetamos es otra gran fuente de inspiración. Escuchar música —o incluso crearla con un instrumento— también es muy positivo.

10. Las ocasiones especiales

Sin ocasiones especiales, como los encuentros familiares, las reuniones y los actos públicos (desfiles, ferias, bodas, bailes y conciertos), sometemos nuestra relación a demasiada presión al querer celebrar con nuestra pareja fechas importantes y esperar que nos haga sentir especiales.

Cuando las mujeres tienen la oportunidad de colaborar en los actos de la comunidad desinteresadamente, liberan oxitocina. Los hombres, en cambio, liberan testosterona siempre que ven que sus esfuerzos por apoyar a los demás son valorados públicamente o recompensados.

> **No podemos esperar que una relación de pareja nos llene del todo. Las ocasiones especiales nos hacen sentir especiales.**

Las mujeres más que los hombres necesitan un apoyo extra para sentirse especiales. Cuando un hombre tiene un pequeño aunque atento detalle con su pareja, como traerle su comida favorita o pasteles, está creando una ocasión especial. Estos pequeños gestos cuentan y son de gran importancia en la relación, pero sin las oportunidades para dar incondicionalmente que nos ofrecen los actos comunitarios, estos pequeños detalles nunca acabarán de llenar la necesidad de una mujer de sentirse especial.

Los hombres se sienten especiales cuando los demás los reciben efusivamente y valoran sus esfuerzos. A un hombre le encanta cuando el mundo exterior reconoce un momento especial o un logro en su vida.

11. Las otras parejas

Pasar un tiempo con otras parejas enriquece la relación. Nos permite estar con nuestra pareja y oírla y verla con los ojos y los oídos de los demás.

> **Ver a nuestra pareja desde el punto de vista de otros nos ayuda a desprendernos de las viejas ideas de lo que nuestra pareja es o no es.**

Mientras estamos con otras parejas, contamos historias del pasado o describimos lo que está sucediendo en nuestra vida de manera natural. Cuando estamos solos con nuestra pareja, no hablamos de estos temas porque ya los conoce. Pero como nuestros amigos no han escuchado estas historias o las novedades de nuestra vida, nos resulta muy estimulante contárselas.

Hablar de asuntos cotidianos y de novedades con otras parejas también nos ayuda a conocer otros puntos de vista y a valorar incluso más el de nuestra pareja. Oír y ver a nuestra pareja desde el punto de vista de otros nos ayuda a desprendernos de nuestras viejas ideas de lo que nuestra pareja es o no es.

Pasar un tiempo con otras parejas tiene una ventaja más. En las conversaciones que mantienes con tu pareja a lo largo de los años suelen salir sólo ciertos aspectos de quien eres. Pero al conversar con otras personas salen otras partes de tu personalidad. Y tu pareja descubre entonces este nuevo aspecto tuyo.

12. El continuo aprendizaje

Una de las mayores fuentes de novedad en nuestra vida es un continuo aprendizaje. La curva de aprendizaje de una nueva relación es lo que nos produce tantas hormonas deliciosas, sobre todo las hormonas sexuales de las que estamos llenos en la adolescencia. Aprender cosas nuevas, además de producir hormonas saludables, estimula el crecimiento de las neuronas.

Cuando aprendes cosas nuevas, sale otra parte de ti.

Hacer un curso en una universidad local o un seminario de crecimiento personal puede darte una poderosa inyección de energía. Cuando aprendemos cosas nuevas, sale una nueva parte de nosotros. Esta novedad también la transmitimos a nuestra pareja, y entonces volvemos a sentirnos como al principio de la relación. Si nuestra pareja no enriquece la relación con este nuevo aprendizaje, fácilmente podemos aburrirnos de nuestro matrimonio, e incluso de la vida. Al asistir a clases y aprender de otras personas, se nos revela un mundo nuevo, con lo que nuestra relación en casa se vuelve más emocionante.

13. La terapia y la orientación psicológica

Cuando arrastramos problemas irresueltos de la infancia, es muy importante ocuparnos de ellos dejando al margen a nuestra pareja. Si tus padres no te apoyaron en la niñez, no esperes que tu pareja haga este papel en tu vida. Considera en su lugar ir a ver a un terapeuta, ya que la terapia es la mejor forma de llenar la necesidad de lo que nos faltó en la infancia.

En las sesiones privadas con un terapeuta podemos expresar nuestros pensamientos y sentimientos a nuestras anchas y analizar nuestras metas y estrategias sin tener que preocuparnos por si herimos a nuestra pareja o por si nos culpará por lo que le hemos contado. Muchas relaciones se rompen cuando una persona sólo puede hablar con su pareja de sus problemas. O bien reprime sus sentimientos no diciendo lo que piensa, o expresa sus pensamientos y sentimientos en un mal momento. La terapia y la orientación psicológica son sumamente satisfactorias. También liberan a nuestra pareja de tener que hacer de maestro, guía y progenitor a la vez.

Muchas relaciones se rompen cuando una persona sólo puede hablar con su pareja de sus problemas.

La terapia también puede darnos estabilidad en la vida al permitirnos vernos con más objetividad. A las mujeres sobre todo les es de gran ayuda, porque hablar les produce oxitocina, su hormona antiestrés. Además, cuando una mujer sabe que puede compartir cómo se siente con alguien, desaparece su deseo poco realista de que su pareja la entienda totalmente. A los hombres hablar con alguien en privado los libera de la necesidad de guardárselo todo en su interior para protegerse de las consecuencias reales que tiene en el mundo laboral revelar sus vulnerabilidades.

14. Un grupo de apoyo

Una de las cosas que más hormonas nos producen en la vida puede ser un grupo de apoyo del mismo sexo.

Hay algunas cosas que sólo las mujeres —o los hombres— pueden entender.

Las mujeres de hoy echan de menos la estimulación hormonal de cuando las mujeres comparten, se comunican, empatizan y colaboran en un entorno que no tiene nada que ver con el mundo laboral. Hablar simplemente de lo que está pasando en sus vidas sin intentar cambiar a nadie o solucionar nada es una de las cosas más prácticas que una mujer puede hacer para reponer su nivel de oxitocina. Incluso esperar con ilusión estas reuniones y el apoyo que recibe de otras mujeres hace que sus niveles de hormonas antiestrés les suban varios días antes del encuentro.

El mundo laboral suele dar a los hombres gran parte del apoyo que necesitan, pero un grupo de apoyo masculino les brinda la oportunidad de expresar lo que está pasando en su vida sin tener que esconder nada. Ir al cine con un amigo, formar parte de un equipo deportivo o ir a ver un partido de fútbol con los compañeros también les produce a los hombres un montón de testosterona.

Lo más curioso es que estar con su esposa o su pareja femenina durante mucho tiempo le puede bajar a un hombre el nivel de testosterona. Una señal de que esto podría estarle pasando es si empieza a sentirse cansado en presencia de su pareja o si siente que se asfixia cuando está con ella.

15. Ayudar a niños, a personas necesitadas o a animales

Todos tenemos la necesidad de dar y recibir amor y apoyo de manera incondicional. Cuando damos incondicionalmente, sentimos que tenemos un lugar en el mundo y que estamos poniendo nuestro granito de arena. En el fondo, todos estamos aquí para ayudarnos mutuamente con nuestro amor y sentido de la justicia, pero como estamos inmersos en las situaciones estresantes de la vida moderna, solemos olvidarnos de esta verdad. Nuestro reto consiste en intentar dar el máximo en nuestra vida.

Dar incondicionalmente nos resulta más fácil cuando ayudamos a los que más nos necesitan.

Dar de manera incondicional es más fácil cuando damos a los que más nos necesitan y a los que apenas pueden correspondernos. Al ayudar a niños, a los pobres o incluso a una mascota, además de ofrecer lo que tenemos para dar a estos seres que nos necesitan, también sentimos la alegría de hacerlo sin esperar nada a cambio.

Una de las razones por las que una relación íntima es tan maravillosa, es que al principio le damos a nuestra pareja un amor incondicional. Pero a medida que pasa el tiempo, si no resulta ser como esperábamos, empezamos a contenernos, o a estar resentidos porque nuestra pareja nos da menos de lo que nosotros le damos. En cierto modo, deberíamos darle las gracias por mostrarnos que nuestro amor es condicional, pero en su lugar nos sentimos dolidos. En esos momentos la verdadera causa de nuestro dolor es que hemos dejado de dar el amor que sentimos en nuestro corazón sin esperar nada a cambio. Nuestro amor ha dejado de ser incondicional.

Al intentar dar incondicionalmente a los que no pueden ofrecernos nada a cambio, nos acordamos del placer que produce dar de manera incondicional. Volvemos a sentirnos llenos y estamos de nuevo dispuestos a entregarnos con toda nuestra alma a nuestra relación y a nuestra vida.

16. Libros, películas, teatro y televisión

Leer, mirar la tele o ir al cine o al teatro pueden ser una fuente de novedades. Asegurarnos de hacer un hueco en nuestra agenda para recibir los estímulos y la diversión que necesitamos nos libera de esperar que nuestra pareja nos entretenga. A un hombre, una buena película de acción o de aventuras le produce un montón de testosterona. Y a una mujer, un drama romántico o una comedia de amor le da una inyección de oxitocina. Relajarse leyendo un buen libro también les produce a ambos un torrente de deliciosas hormonas.

Las experiencias de los demás nos enriquecen la vida.

Los libros, las películas, las obras de teatro y los programas televisivos también tienen la ventaja adicional de contar historias de la vida de otras personas, y al conocerlas nos volvemos más consciente de la historia de nuestra vida. Al poco tiempo nos descubrimos compartiendo cosas con nuestra pareja que no se las habríamos contado nunca de no ser por haber conocido la historia de otro.

17. La comida y el ejercicio físico

Ya he tratado con gran detalle la importancia de una buena alimentación y de hacer ejercicio regularmente. Muchas personas si no siguen una dieta sana o un programa alimenticio y dan paseos o hacen ejercicio con asiduidad, sufren cambios de estado de ánimo, ansiedad y depresión en varios grados. Las investigaciones revelan que hacer ejercicio es más eficaz que cualquier antidepresivo. Incluso hacer ejercicio con moderación varias horas a la semana nos ayuda a sentirnos bien con nosotros mismos. Las endorfinas producidas por el ejercicio, además de hacer desaparecer el dolor físico, aumentan la autoestima.

Nuestra capacidad para dar y recibir amor disminuye mucho cuando no nos sentimos bien la mayor parte del tiempo. Comprender la importancia de los superalimentos y la contribución del PGX® en la estabilización del azúcar en la sangre produce grandes diferencias en nuestra salud y en la calidad de la relación de pareja que compartimos. Mejorar la calidad de nuestra relación no significa necesariamente amar más a nuestra pareja, sino tener la energía para compartir nuestra salud y felicidad con ella.

Las investigaciones revelan que hacer ejercicio es tan eficaz como un antidepresivo.

Comer menos productos procesados puede reducir la fatiga y el estrés en cuestión de días. Utilizar los superalimentos para mantener una función cerebral óptima fomenta sustancias químicas saludables como la dopamina y la serotonina. Mientras carezcamos de una buena nutrición, sentiremos como si nos faltara algo en nuestra relación amorosa.

18. El sueño

Nos privamos de horas de sueño para poder hacer más cosas. Pero no vemos que si dormimos mejor, estaremos menos estresados y podremos rendir más en menos tiempo. La falta de sueño nos estresa más todavía, y esto nos impide dormir profundamente. Hacer que el sueño sea una prioridad en nuestra vida nos ayudará a empezar el día llenos de energía y optimismo.

Si duermes bien, empezarás el día lleno de optimismo.

Una noche de sueño reparador nos permite olvidarnos de las frustraciones, las decepciones y las preocupaciones del día. Si estamos preocupados o frustrados por la noche, en lugar de desahogarnos con nuestra pareja y arruinarle el sueño, es mejor irse a la cama y dejar que nuestro cerebro lo procese por nosotros. Por la mañana ya no nos parecerá tan importante. Nos será más fácil olvidarnos del asunto.

A menudo veo que las parejas debilitan su relación hablando demasiado de sus sentimientos personales de frustración y desilusión. Pero al dormir lo suficiente, desaparece la necesidad de pensar demasiado en un problema y hablar de él. Cuando el estrés está presente en nuestra vida, lo más probable es que necesitemos dormir más.

Haz que tus sueños se cumplan

Al tomarte el tiempo para satisfacer tus numerosas necesidades que no tienen que ver con tu relación de pareja, además de estar creando la vida para la que has nacido, aumentas la alegría y la satisfacción que sientes cuando das a tu pareja sin esperar nada a cambio. Como recibes un montón de amor y estímulos del exterior, experimentas la maravillosa sensación de tener más para darle en lugar de sentirte seco por dentro todo el tiempo.

Encontrar amor en los lugares adecuados es una de las mejores estrategias que conozco para que las parejas hagan realidad sus sueños. Pero esta estrategia puede salirnos mal si no la aplicamos con la actitud correcta. Si intentamos recibir amor y apoyo de personas y lugares sin la actitud correcta, podemos usarlos en contra nuestra y contra nuestra relación. Los siguientes ejemplos ilustran cómo hacemos un mal uso del apoyo que recibimos en la vida y limitamos la producción de hormonas del bienestar.

«Mi amigo me acepta tal como soy, ¿por qué tú no puedes hacer lo mismo?»

«¡Qué vacaciones más estupendas! Es una lástima que no haya podido pasarlas con mi pareja para disfrutarlas juntos.»

«¿Por qué tú no me entiendes? ¡Todos los del grupo de apoyo lo hacen!»

«En el trabajo todos creen que soy genial. ¿Por qué tú no piensas lo mismo?»

«Me encanta la jardinería. ¡Ojalá a mi pareja le gustara tanto como a mí!»

«Como a mi pareja no le gustan las películas de acción, se ha quedado en casa.»

«El marido de Carol es cocinero. Ojalá mi pareja me ayudara al menos en la cocina.»

«Me encanta ir a ver los mercados de productos agrícolas. Pero me gustaría que mi pareja me acompañara. No me gusta ir sola.»

«En la clase de baile me lo he pasado fenomenal, pero no sé por qué me preocupo en aprender a bailar si mi marido está sentado delante del televisor todo el tiempo.»

«¡Qué atardecer más precioso! Lástima que mi pareja se lo haya perdido mientras hablaba por teléfono.»

«Mira estos dos tortolitos junto al quiosco de música. Mi esposo también me agarraba así cuando éramos novios.»

Los protagonistas de todos estos ejemplos se están fijando en lo que no reciben de su pareja, con lo que le quitan importancia al apoyo que reciben de otras partes. En lugar de sentirse agradecidos y llenos por el amor que están recibiendo «de diversas amistades», lo usan para justificar que se sienten víctimas. En vez de enriquecer a nuestra pareja con la bonita experiencia que hemos vivido, se lo recriminamos. Muchas veces sucede que cuanto más recibimos del mundo, más resentidos estamos con nuestra pareja por no darnos esta clase de apoyo.

No es sano esperar que nuestra pareja sea exactamente como nosotros. Si fuera así, no nos aportaría la novedad que tan fundamental es en una relación. Tener los mismos gustos y aversiones es reconfortante, pero si fuéramos clavaditos a nuestra pareja, la relación sería muy aburrida. Lo que crea atracción y pasión en una relación son las diferencias entre ambos.

Cuando dejamos de esperar que nuestra pareja sea como nosotros, piense como nosotros y nos haga sentir bien, y decidimos responsabilizarnos de nuestra felicidad, tenemos de manera automática más para darle. Mejor aún, ¡ella nos corresponderá mucho más! A nadie le gusta sentir que le debe algo a alguien, sobre todo cuando se trata de algo tan importante como la felicidad. Los sentimientos de obligación acaban con la relación con la misma facilidad con la que rompen las amistades.

¿Y qué te parece ver las cosas de distinta manera? Intenta decir: «Si a mi pareja no le gusta bailar, entonces tengo mucha suerte de tener amigas a las que les gusta hacerlo». Esta nueva perspectiva puede cambiarte la vida. A decir verdad, es la base para hacer realidad tus sueños. Todos nos merecemos muchas más cosas de las que el mundo nos da, así es la vida. Nuestra labor consiste en abrir nuestro corazón para reconocer dónde podemos recibir el apoyo que necesitamos ¡e ir a por él!

Reconoce lo que es más importante en tu vida

¿Qué necesitas para ser consciente de lo que es más importante en tu vida? ¿Ver el nombre de un familiar en las notas necrológicas de un periódico? ¿El accidente que estuviste a punto de tener con el coche? ¿O el desastre natural que acaeció en la ciudad que tu pareja visitaba?

Cuando estamos a punto de perder a un ser querido, de pronto se nos abren los ojos. Y vemos que amar y ser amado ocupa el primer lugar de la lista de lo que es más importante en la vida. Cuando la vida parece estar llegando a su fin, ya sea la nuestra o la de un ser querido, reflexionamos en la calidad de nuestras relaciones más próximas. Nuestras mayores penas y alegrías vienen de las experiencias que tenemos con nuestra pareja y de las decisiones que tomamos concernientes a ella.

Para mí el síntoma más evidente del creciente estrés que hay en nuestra sociedad es la tendencia a olvidarnos de lo que es más importante en la vida. Tener tiempo para amar a nuestra pareja y a otros seres queridos es uno de los mejores regalos de la vida, pero muchas veces no nos damos cuenta de ello hasta que ya es demasiado tarde y la oportunidad se ha esfumado.

Las personas que han sobrevivido a una enfermedad cardiaca o a un cáncer me cuentan la misma historia una y otra vez. De pronto, ven que sus prioridades en la vida no eran las que creían. Habían antepuesto el dinero y el éxito a tener simplemente tiempo para amar a los seres queridos. No supieron disfrutar de la alegría que cada día les brindaba. Pero en cuanto superaron el reto de su enfermedad, redujeron las exigencias que le estaban haciendo a la vida y a sí mismos. Valoraban el mero hecho de estar vivos.

Por desgracia, estas personas tuvieron que sufrir muchísimo antes de darse cuenta de ello. Pero para aprender esta lección no es necesario tener una experiencia cercana a la muerte. Si aprendemos a estar menos estresados, disiparemos la ilusión de no tener tiempo o energía para amar y valorar a los seres queridos.

Los supervivientes de una enfermedad cardiaca o un cáncer suelen cambiar sus prioridades en la vida.

Debemos cuidar que los árboles no nos impidan ver el bosque: un hombre se entrega en cuerpo y alma a sacar adelante a su familia, pero cuando vuelve a casa está demasiado agotado como para hablar con ella. Una mujer apoya con todas sus fuerzas a su marido y a sus hijos, pero después se siente dolida al no recibir el mismo apoyo que se desvive por dar. Cuando los miembros de una pareja están estresados hasta este punto, se olvidan de por qué todas las personas de ambos sexos hacen lo que hacen.

A las mujeres les encanta dar. No lo hacen para recibir nada a cambio. Les alegra poder cuidar de alguien. Pero cuando una mujer se estresa y agota su provisión de hormonas, se olvida de que está haciendo lo que le alimenta el alma. En vez de dar desinteresadamente, empieza a detestar hacer aquello que antes la apasionaba. No hay mayor placer que dar a alguien que amas sin esperar nada a cambio, pero por desgracia este placer se esfuma cuando estás agobiado por el estrés.

A los hombres también les encanta dar. Los hombres soportan gustosos las dificultades y los sacrificios de triunfar en el mundo laboral y lo hacen para sacar adelante a sus seres queridos. Sin alguien a quien amar o una familia por la que preocuparse, un hombre se siente vacío. Proteger y ayudar a su mujer y a su familia es lo que le da sentido y un norte a su vida. Por eso cuando recibe el mensaje de su mujer de que no está haciendo lo suficiente por ella, se le rompe el corazón y se convierte en un témpano de hielo. El cambio es tan paulatino que ni siquiera él se da cuenta de haber cambiado. Al igual que el papel de las mujeres se ha ampliado al trabajar fuera de casa, el de los hombres también ha aumentado. Ahora, además de mantener a su familia, se espera de ellos que apoyen emocionalmente a su mujer para ayudarla a superar las situaciones estresantes de su vida.

Pero el nuevo apoyo que las mujeres necesitan de los hombres sólo funciona cuando los dos miembros de una pareja se responsabilizan de su propio bienestar. Para manifestar nuestra visión de lo que podemos crear en una relación amorosa, antes debemos aprender a equilibrar nuestras hormonas y volver a sentirnos bien, al margen de cómo nuestra pareja se comporte o responda. Al reponer el nivel de las deliciosas hormonas y sentirnos bien por dentro mientras intentamos progresar en la vida, podemos ver de nuevo a nuestra pareja, la relación con ella y la vida como oportunidades para dar en lugar de recibir.

Proteger y ayudar a su mujer y a su familia es lo que le da sentido y un norte a la vida de un hombre.

También debemos sacarnos las gafas de color rosa y ver a nuestra pareja como es y no como desearíamos que fuera. Aunque parezca poco romántico dejar de esperar que tu pareja sea perfecta, en realidad es lo contrario. No hay nada más maravilloso y romántico que amar totalmente a alguien con sus virtudes y sus defectos. Nadie es perfecto, y que nuestra pareja nos ame con nuestras imperfecciones es una bendición con la que muchas personas sólo pueden soñar. Aprender a sentir y expresar un amor verdadero es —o debería ser— la cúspide de cualquier relación amorosa.

También debemos aceptar que el amor entre una pareja se fortalece cuando ambos reciben amor y apoyo fuera de su relación. Dejar de esperar que nuestra pareja sea nuestra única fuente de amor en la vida es una

Ajustar nuestras expectativas no significa que nos conformemos con menos.

de las decisiones más acertadas que podemos tomar. No es una actitud derrotista como algunas personas podrían pensar. Ajustar nuestras expectativas no significa que nos conformemos con una relación que no nos da todo lo que queremos y necesitamos, sino que es una actitud realista y sana que todos los matrimonios felices aprenden a adoptar de algún modo.

Al comprometernos a recibir el amor y el apoyo que necesitamos en la vida sin esperar que nuestra pareja sea la única que nos los dé, liberamos las hormonas que renuevan el romanticismo en nuestra relación una y otra vez. Cuando sientas que te falta algo en tu relación amorosa, reflexiona durante unos momentos si eres feliz. ¡Responsabilízate de tu propia felicidad! De esta manera a tu pareja le será más fácil darte ese 10 por ciento que te falta para sentirte en la gloria.

Encontrar nuestro camino en la vida

La vida es un proceso de ir descubriendo poco a poco que tenemos todo cuanto necesitamos y que siempre lo hemos tenido. La siguiente historia lo ilustra a la perfección.

Conocí a un hombre que vivía para ayudar a los demás. Colaboraba con su tiempo y su dinero con varias organizaciones benéficas, y mientras me mostraba el club deportivo que había fundado en los barrios bajos de Houston, me quedé maravillado al ver la cantidad de personas que se acercaban a saludarle llamándole por su nombre y estrechándole la mano. Pero un día desapareció, no volvió nunca más a su hogar. Uno o dos días más tarde encontraron su coche y la policía descubrió horrorizada que su cuerpo estaba en el maletero. Al parecer, uno de los muchos autostopistas que había estado recogiendo durante años, le robó la cartera y después lo encerró en el maletero, dándole por muerto.

A pesar del calor y la humedad, vivió durante horas, quizá durante muchas horas. Más tarde descubrí que había desatornillado una luz trasera para poder respirar, y había abollado con un destornillador la parte interior del maletero esperando que alguien le oyera y rescatara.

Pero la peor parte de la historia fue la que descubrí después de meterme en el maletero de ese mismo coche. ¡El botón que necesitaba para abrir el maletero estaba a su alcance! Siguiendo las instrucciones de algunas personas que me esperaban junto al coche, descubrí que podía salir del maletero simplemente metiendo la mano donde estaba la luz trasera, girándola un poco a la izquierda y alargando los dedos. No era fácil, pero tampoco difícil. Después de intentarlo un par de veces, logré abrir el maletero desde dentro en poco más de un segundo. Me pregunté, «si yo puedo hacerlo, ¿por qué él no?» Lo único que se me ocurre es que no sabía que fuera posible. Aquel día no había nadie cerca que pudiera decirle lo que él no podía ver.

El hombre que murió encerrado en el maletero del coche era mi padre. Lo echo enormemente de menos.

En cierto modo, considero la muerte de mi padre una alegoría del propósito de mi vida y de mis enseñanzas. Me prometí responder las preguntas que la gente se hace sobre sus relaciones y su salud. Intento mostrarles cómo salir del «maletero» en el que están atrapados. Intento darles la perspectiva que mi padre no recibió.

Espero que al leer este libro hayas descubierto algunos de los «botones» de tu vida, y que tu nueva comprensión de las cosas te permita abrir cualquier maletero en el que estés confinado en tu vida o en tu relación amorosa. No dejes de intentar salir de él. Alarga los dedos un poco más. Todo cuanto deseas encontrar está a tu alcance. Recuerda: tienes todo lo que necesitas y siempre lo has tenido.

EPÍLOGO

Hay momentos en los que abrir un simple *e-mail* puede darme infinitas esperanzas para el futuro. La siguiente historia me la contó una mujer de Florida. Sólo he cambiado los nombres.

Mientras conducía con mis dos nietos, James de 8 años y Emma de 4, los oí pelearse; Emma se quejaba y James reaccionaba con una agresividad pasiva. Esta clase de peleas eran muy habituales entre ellos, pero de pronto me di cuenta de que se comportaban como una venusiana y un marciano de pura cepa y decidí probar un poco la táctica de John Gray.

Les dije: «¡Juguemos a ver quién de vosotros dos consigue ser más dulce! Emma, empezarás tú pidiéndole a James si puede encontrar el juguete que se te ha caído. Dile que si lo encuentra te ayudará un montón». Ella lo hizo muy bien. James encontró el juguete y se lo dio. «¡Estupendo! —exclamé—. Ahora dile a tu hermano que se lo agradeces mucho.» Emma lo hizo con gran entusiasmo y él se quedó encantado... y la mar de contento de que su hermana hubiera dejado de quejarse.

«James —le dije—, ¿se te ocurre algún cumplido bonito para decirle a tu hermana?» —Esto no fue fácil—. «¿Algo sobre ella que sea especial?» Después de varios intentos se le ocurrió decir: «Emma, tu pelo es tan largo como el de las princesas de las ilustraciones de tus libros de cuentos.» A ella el cumplido le encantó y se puso a hablar sin parar de princesas. «No te olvides de darle a tu hermano las gracias por el bonito cumplido», le dije. Emma lo hizo y luego empezaron a decirse cumplidos y a darse las gracias para ver quién de los dos conseguía ser el más dulce. Al salir del coche, Emma corrió hacia él y abrazándole exclamó: «¡Te quiero, James!»

¡Qué asombroso que este pequeño y simple paso que John aconseja a los adultos —pedirle a él lo que ella quiere, en el lenguaje marciano, y después apreciar con entusiasmo lo que él hace, y su compañero responderle a su vez elogiándola por ser quien es— pudiera tener el mismo efecto en unos niños pequeños que en una relación de adultos. A mí esto me demuestra que hay unas diferencias naturales entre hombres y mujeres de todas las edades, y que unos pequeños cambios pueden transformar un enfado en amor en menos de lo que canta un gallo. ¡Muchas gracias, John Gray!

No, soy yo el que te da las gracias, me dije al terminar de leer el *e-mail*. Esta mujer, al compartir su inteligencia femenina con sus nietos, además de ayudarles a ser de mayores unas parejas maravillosas para las personas que elijan amar, les está ayudando a descubrir un modo de relacionarse que se reflejará en todo cuanto hacen y les permitirá estar más relajados, mejorar su salud, e incluso vivir más años. En un mundo en el que parecemos haber perdido muchas cosas —el sentido de nosotros mismos, el conocimiento de lo que es más importante en la vida, incluso la conexión con lo que nos mantiene fuertes y sanos—, tenemos aquí la prueba de lo que podemos llegar a conseguir: un futuro mejor para todos.

PARA MÁS INFORMACIÓN

Para recibir más información sobre los conceptos y los productos presentados en este libro, visita **BalancedPlanets.com**, o **venus-on-fire-mars-on-ice.com**. También puedes llamar al tel. **1-866-573-9362**.

Existen muchas fuentes de buena información sobre los complementos nutricionales naturales y las plantas medicinales que cito en este libro. Además de las tiendas de productos naturales de tu barrio, tu profesional de la salud, las librerías y las bibliotecas, encontrarás muchas fuentes de información en la red, como la página web de la Dietary Supplement Education Alliance, **www.supplementinfo.org**, el Consejo para una Nutrición Responsable en la Vida. Y también la de Supplemented, **www.lifesupplemented.org** y la de la American Botanical Association, **www.herbalgram.org**. Para recibir más información sobre el PGX® (PolyGlycopleX®) visita **www.pgx.com**

Apéndice A

Cien actividades que le producen oxitocina a una mujer

1. Recibir un masaje regularmente.

2. Bajar el ritmo y mimarte yendo a la peluquería.

3. Relajarte haciéndote la manicura o la pedicura en un spa.

4. Una noche venusiana (estar con un grupo de apoyo compuesto solamente de mujeres).

5. Charlar por teléfono con una amiga de temas personales y no sólo del trabajo.

6. Ir a comer con amigas.

7. Preparar una fiesta y cocinar con la ayuda de amigas.

8. Limpiar la casa después de reunirte con amigas.

9. Pintar una habitación con la ayuda de toda la familia.

10. Escuchar tu música preferida.

11. Cantar a pleno pulmón en la ducha y/o ir a clases de canto.

12. Cantar en un grupo por pura diversión.

13. Darte un baño con aceites esenciales y música relajante a la luz de las velas.

14. Crear una ocasión especial cenando a la luz de las velas.

15. Ir de compras con una amiga a la que le guste ir de tiendas.

16. Ir de vacaciones a un spa con las amigas.

17. Ir a clases de aeróbic de baja intensidad sin quedarte sin aliento.

18. Recibir una atención especial haciendo ejercicio con un entrenador personal.

19. Asistir a clases de yoga y no salir corriendo de casa para ir a trabajar.

20. Ir a bailar con las amigas o a clases de baile.

21. Caminar con tranquilidad al menos durante una hora mientras charlas con una o varias amigas.

22. Esperar con ilusión el paseo habitual que das con tus amigas especiales y las charlas que mantenéis.

23. Ofrecer tu ayuda a las amigas que acaban de tener un bebé cocinando para ellas.

24. Ayudar a las amigas o a los familiares enfermos ofreciéndote a hacerles la comida.

25. Ducharte con agua caliente y terminar con agua fría durante el tiempo que te resulte agradable y refrescante. (Cuando los pezones se ponen turgentes se debe a la liberación de oxitocina.)

26. Pararte a oler las rosas y otras flores fragantes de tu jardín.

27. Decorar el hogar con flores frescas y disfrutar de ellas.

28. Cultivar un huerto.

29. Cocinar con las verduras de tu huerto.

30. Cocinar un plato especial y darles la receta a tus invitados.

31. Dar un paseo por el campo en un lugar alejado de coches y casas.

32. Ir de cámping o hacer ráfting por un río con un grupo.

33. Sostener en brazos a un bebé.

34. Acariciar, sostener y cuidar a una mascota.

35. Preguntar la dirección cuando necesites ayuda.

36. Pedirle a alguien que te ayude a cargar con algo.

37. Pedir ayuda si lo que pides, por pequeño que sea, te alegra el día.

38. Ir a echar un vistazo a una librería.

39. Leer una serie de libros no de ficción.

40. Aprender recetas nuevas y compartirlas con las amigas.

41. Apuntarte a un curso de cocina.

42. Contratar a alguien para que te ayude a cocinar, hacer la compra y limpiar la casa.

43. Contratar a alguien que se ocupe del mantenimiento de la casa para que la vida te sea más fácil.

44. Encontrar a alguien que te ayude a planear las actividades de ocio de la familia.

45. Cocinar para ocasiones especiales.

46. Asistir a las reuniones de padres y participar en ellas.

47. Preparar tus pasteles preferidos y venderlos u ofrecerlos para recaudar fondos.

48. Disfrutar de unas vacaciones en una isla cálida o en la cima de una montaña donde sople la brisa.

49. Asistir a obras de teatro y a conciertos.

50. Conseguir ayuda para organizar comidas campestres con las amigas y la familia.

51. Asistir a espectáculos de baile o participar en ellos.

52. Crear ocasiones especiales y esperarlas con ilusión.

53. Apuntarte a un club de madres primerizas o cuidar de los nietos.

54. Cuidar de niños, ya sea a nivel profesional o familiar.

55. Encontrar oportunidades para ayudar a los demás o dar de comer a los que pasan hambre.

56. Cuidar y regar las plantas y flores del jardín.

57. Leer revistas de moda y del corazón.

58. Asistir regularmente a reuniones estimulantes o espirituales.

59. Mantenerte en contacto con las amigas a través del correo electrónico, el teléfono o el correo.

60. Ver en la tele tu programa favorito con una amiga.

61. Escuchar casetes o cedés que te motiven.

62. Mantener regularmente charlas venusianas con un terapeuta, un psicólogo, o hablando por teléfono con un psicólogo experto en relaciones entre marcianos y venusianas.

63. Aprender a tocar un instrumento musical.

64. Estudiar sobre una nueva cultura y después ir a visitarla con una amiga.

65. Ir a la playa, a un río o a un lago.

66. Quedar con las amigas después de un día de diversión.

67. Disfrutar de una cata de vinos con las amigas.

68. Ir a una manifestación pacífica a favor de una causa social o política.

69. Ir a ver un desfile local o participar en él.

70. Contratar a alguien para que te ayude a limpiar y a ordenar la casa.

71. Ofrecerte a una amiga para ayudarle a pintar una habitación de su casa o cuidar el jardín.

72. Hacer un curso de nutrición o bienestar.

73. Leer poesía, componer poemas o asistir a lecturas de poesía.

74. Ir a ver una exhibición de arte o a un museo.

75. Ir a escuchar la presentación del libro de un escritor en la librería o biblioteca de tu barrio.

76. Llevar un diario de tus pensamientos y sentimientos del día.

77. Llevar un diario fotográfico de cada uno de tus hijos.

78. Crear una lista con los *e-mails* de tus amigas para poder enviarles fotos recientes y recibir las suyas fácilmente.

79. Crear una lista con los *e-mails* de amigas con ideas políticas afines a las tuyas para apoyaros mutuamente.

80. Apuntarte a un curso de pintura o escultura con una amiga.

81. Ir a tomar un expreso o un té con un grupo de amigas.

82. Hacer una donación a una organización benéfica.

83. Broncearte.

84. Teñirte el pelo de otro color.

85. Comprarte un conjunto de ropa.

86. Comprar lencería sexy.

87. Alquilar y ver una película romántica.

88. Ver un álbum de fotos con las amigas.

89. Cambiar el color de una pared de tu casa pintándola tú misma.

90. Aprender y seguir un nuevo plan dietético para estar más sana.

91. Dar la ropa que ya no llevas a una organización benéfica.

92. Hacer el testamento para tus hijos o amigos.

93. Conducir un coche ecológico.

94. Decorar tu cocina con unos artísticos arreglos frutales.

95. Preparar una comida especial para un amigo o amiga con la cubertería de plata, la vajilla y las servilletas de mejor calidad.

96. Ponerte elegante y salir con las amigas.

97. Hacer un curso de arreglos florales para el hogar.

98. Preparar un pastel para una fiesta o para la anfitriona que te ha invitado a comer.

99. Pedirle a una amiga que monte una fiesta para celebrar tu cumpleaños.

100. Colaborar como voluntaria en un hospital o en una residencia para enfermos desahuciados de tu barrio para ayudar a los ancianos y los moribundos.

Apéndice B

Dormir con un sistema de toma de tierra

Se sabe con certeza, aunque este conocimiento no sea popular, que por la superficie de la Tierra circula una cantidad infinita de electrones que se están renovando continuamente. Cualquier objeto conductor que esté en contacto con la tierra, conducirá de inmediato los electrones que circulan por ella y se impregnará de ellos, estando en armonía con el campo magnético terrestre. Por eso el cuerpo humano y el de los animales, al ser conductores de electricidad, cuando están en contacto con la tierra, se magnetizan e impregnan de los electrones que circulan por ella.

Durante miles de años los seres humanos hemos estado en contacto con un flujo estable de electrones terrestres, y además esto tiene unos asombrosos beneficios para la salud. ¿Has notado alguna vez lo bien que te sientes cuando caminas descalzo por la playa o nadas en el mar o en una piscina? El doctor Clinton Ober observó que después de estar en contacto durante 40 minutos con la tierra o el mar, gran parte del dolor físico desaparecía temporalmente.

Al estar en contacto con la tierra con regularidad, los efectos de la reducción de la inflamación se volvían más permanentes. Clinton llamó a este proceso natural de estar conectado a la Tierra *grounding* [«aterramiento»]. Cuando nuestra piel se mantiene en contacto directo con la tierra o a través de una sustancia conductora, millones de electrones fluyen por nuestro cuerpo neutralizando los radicales libres, con lo que la inflamación se reduce. Por desgracia, cuando llevamos zapatos con suela de goma dejamos de estar en contacto con la tierra.

Durante miles de años, los seres humanos hemos estado caminado descalzos o usando suelas de piel. Pero en los últimos cincuenta años hemos cambiado las suelas de piel por las de goma. Las suelas de piel conducen los electrones de la tierra, pero las de goma no. Estas últimas nos aíslan totalmente del campo beneficioso de las FEM terrestres. No es una casualidad que en los últimos cincuenta años las enfermedades inflamatorias hayan aumentado espectacularmente, junto con los problemas para dormir, que han alcanzado un índice sin precedentes.

Clinton demostró por medio de imágenes termales que al estar en contacto con la tierra la inflamación del cuerpo se reducía espectacularmente en sólo 40 minutos. Al desaparecer la inflamación, el dolor también desaparecía. El aterramiento, además de ser bueno para mitigar el dolor, ayuda a que las heridas se curen más deprisa, ya que reduce la inflamación del cuerpo. Y también baja el nivel de cortisol por la noche, con lo que el sueño mejora.

Este aumento de la calidad del sueño producido por el aterramiento, como lo afirmaron los miembros del equipo ciclista de Estados Unidos vencedor en el Tour de Francia, han sido confirmados por estudios sobre el sueño. La plancha de cobre conectada a la tierra con la que los ciclistas de este equipo durmieron durante la competición, les normalizó el nivel de cortisol y los sincronizó con los ritmos circadianos normales para que alcanzara su pico más bajo a medianoche. Esta normalización de los ritmos del cortisol, además de mejorar el sueño, permite que la fase del sueño profundo dure más.

Como ya se ha visto, cuanto más profundo es el sueño, más hormonas del crecimiento liberamos, las cuales favorecen la regeneración y el rejuvenecimiento de la mente y el cuerpo. El sueño profundo, al normalizar la función suprarrenal, mejora la producción hormonal. Una noche de sueño reparador es la base para producir las hormonas del amor, el deseo y la longevidad.

El aterramiento minimiza los efectos de las FEM mientras duermes

En la actualidad se oye hablar cada vez más de los efectos nocivos de las FEM (frecuencias electromagnéticas). Pero el tema de debate de hoy no es si son malas, sino cuál es la cantidad que nos producirá un daño real y duradero. Una cosa es estar a varios palmos de distancia de una fuente de frecuencias electromagnéticas nocivas, y otra muy distinta mantenerla pegada a la cabeza durante mucho tiempo, como en el caso de los móviles.

Hay quienes afirman que una exposición prolongada a los campos electromagnéticos (FEM) provenientes de líneas de alta tensión, cableado eléctrico de la vivienda, radares aéreos y militares, subestaciones, transformadores, ordenadores y aparatos eléctricos puede provocar tumores cerebrales, leucemia, defectos de nacimiento, abortos, fatiga crónica, dolor de cabeza, cataratas, cardiopatías, estrés, náuseas, dolor en el pecho, mala memoria, cáncer y otros trastornos. Los cientos de estudios realizados sobre este tema han dado resultados contradictorios; aun así, algunos expertos están convencidos de que la amenaza es real.

El doctor David Carpenter, decano de la Facultad de Salud Pública de la Universidad Estatal de Nueva York, cree que lo más probable es que el 30 por ciento de cánceres infantiles se deban a la exposición a las FEM. Las crecientes investigaciones realizadas en las universidades más prestigiosas, han revelado que protegernos de las FEM nocivas ya no es una preocupación estrafalaria. Incluso la Agencia de Protección Ambiental estadounidense (EPA) advierte que «hay razones para preocuparnos», y aconseja «evitar las FEM nocivas por prudencia». Sé que a algunas personas les parece una «exageración», pero debemos tener en cuenta que la concienciación contra el tabaquismo también es muy reciente a pesar de hacer un montón de años que se sabe que fumar causa cáncer. Y aun así, los cigarrillos siguen siendo hoy en día una de las mayores causas de mortalidad.

Si deseas seguir la advertencia de la EPA y «evitar las FEM nocivas por prudencia», aquí tienes algunas sugerencias prácticas.

Mide con un medidor de Gauss la contaminación electromagnética de tu vivienda, lugar de trabajo y centro de estudios. Este aparato no es caro y puedes pedirlo fácilmente por internet en una gran variedad de catálogos y páginas web. La EPA ha propuesto la medida estándar de seguridad de 1 mG. Pero muchos expertos creen que en los espacios donde vivimos y dormimos no se tendría que superar los 0,5 mG.

Mide la cantidad de FEM que hay dentro y fuera de tu hogar. No dejes que tus hijos jueguen cerca de líneas de alta tensión, transformadores, radares y torres de telefonía. Evita las áreas con un campo electromagnético mayor de 1 mG.

Mide las FEM que emiten los aparatos eléctricos de tu hogar mientras están encendidos y también mientras están apagados. Algunos aparatos (como los televisores) siguen emitiendo radiaciones aunque estén apagados. No te sientes demasiado cerca de un televisor. Hazlo a unos 2 metros de distancia de él como mínimo. Usa un medidor Gauss para decidir dónde es seguro sentarte. Por suerte, las nuevas pantallas planas emiten muchas menos FEM que los antiguos televisores de tubo.

No duermas con una manta eléctrica o en una cama de agua. Si insistes en utilizarlas, desenchúfalas antes de acostarte (no las apagues solamente). Aunque no emitan un campo electromagnético cuando están apagadas, siguen impregnadas de un alto campo eléctrico.

Cambia de sitio los aparatos eléctricos y los ordenadores de tu lugar de trabajo y de tu casa para no estar expuesto a las FEM que emiten por los lados y por detrás. Lo mejor es colocar los aparatos eléctricos más potentes, como el ordenador, el televisor, la nevera, etcétera, contra las paredes que dan al exterior para evitar crear un campo de FEM en la habitación contigua.

No te sientes cerca del ordenador. Algunas pantallas emiten muchas más FEM que otras, o sea, que controla la tuya con un medidor Gauss. No te quedes cerca o delante del microondas cuando esté encendido. (Te aconsejo que te deshagas de él. Comer alimentos impregnados de radiaciones eléctricas no es una buena idea.)

Si llevas gafas, elige monturas de plástico sin ninguna pieza metálica, de lo contrario podrían actuar a modo de antena y dirigir las ondas radiofónicas y del móvil directamente a tu cerebro.

Ten cuidado con los aparatos inalámbricos, como los cepillos de dientes y las máquinas de afeitar eléctricas. Evita llevar relojes con pilas. Y en último lugar, aunque no significa que sea menos importante por ello, ten en cuenta que las FEM traspasan las paredes. Las FEM que capte tu medidor Gauss podrían venir de la habitación de al lado… o del exterior de la casa.

Mantén los aparatos eléctricos alejados de la cabecera de tu cama al menos 1,8 metros. Elimina los cables eléctricos que pasen por debajo de ella. Por desgracia, eliminar o cambiar el cableado eléctrico que pasa por el interior de las paredes no es tan fácil. Estos cables se pueden proteger fácilmente, pero los constructores raras veces lo hacen. Y, además, suelen colocarlos a un metro de altura, el mismo nivel al que queda nuestra cabeza mientras dormimos por la noche. Esta exposición a los cables eléctricos no es una buena idea. Las FEM que emiten se evitarían si los constructores utilizaran un tubo aislante. La ley estadounidense obliga a los constructores a proteger el cableado eléctrico de hospitales, colegios y edificios públicos, pero no el de las viviendas.

Otro problema perceptible de las FEM nocivas es el de reducir de inmediato el potencial zeta del cuerpo. Al reducir nuestra exposición a las FEM nocivas, podemos ver el cambio que se ha producido bajo un microscopio. Cuando los glóbulos rojos están expuestos a altas emisiones de FEM, se vuelven lentos y se apelmazan. Pero a los 30 minutos de estar en contacto con la tierra con los pies descalzos, el potencial zeta de nuestro cuerpo vuelve a subir y los glóbulos rojos se separan y vuelven a ponerse gorditos y redondos de nuevo, con lo que pueden volver a absorber más oxígeno y eliminar las toxinas. Cuando oí hablar de esta investigación fui enseguida y compré un microscopio muy caro para comprobarlo. ¡Lo vi con mis propios ojos!

La electricidad es en la actualidad parte inseparable de la sociedad moderna y seguirá estando a nuestro alrededor. La mayoría de expertos coinciden en que una exposición limitada y no crónica a las FEM no supone una amenaza. Minimizar la exposición a la electricidad es una buena idea, pero lo que aún falta por tratar es la importancia de dedicar un tiempo a activar y magnetizar las células de nuestro cuerpo en un campo que no sea eléctrico, como por ejemplo, el de la naturaleza.

Los seres humanos y los animales hemos vivido en contacto (con los pies descalzos) con la tierra durante miles de años. Sin embargo, con el descubrimiento del plástico y de otros materiales que nos aíslan de ella, hemos perdido sin saberlo los beneficios del campo electromagnético de la Tierra. Al mismo tiempo, la exposición a los efectos nocivos de los campos eléctricos de alta frecuencia ha aumentado. Si bien la espectacular reducción en la producción hormonal que se está dando en los últimos treinta años en todo el mundo se debe a muchas razones, quizá se acabe demostrando que la falta de contacto con la tierra es una de las más importantes. Al estar en contacto con ella y adoptar una rutina del sueño más sana, nos estamos asegurando la producción de una buena provisión de hormonas saludables.

Dormir con una plancha de cobre en la cama, además de proporcionarnos los iones negativos terrestres para neutralizar el daño de los radicales libres en nuestro cuerpo, nos protege de las FEM nocivas de nuestro dormitorio. En BalancedPlanets.com encontrarás más información sobre estos productos.

Apéndice C

Suplementos a base de plantas para aumentar el deseo y el rendimiento sexual

Para hombres y mujeres:

1. ***Epimedio*** (hierba de la cabra en celo): ayuda a aumentar el deseo y la resistencia sexuales. Se descubrió en la antigua China cuando los cabreros advirtieron que en ciertas colinas donde esta hierba crecía a sus anchas, las cabras estaban sexualmente activas todo el día, de ahí su nombre de hierba de la cabra en celo. Las investigaciones realizadas en China han demostrado que los suplementos de epimedio bajan los niveles de cortisol. Este efecto relajante es una ventaja adicional y seguramente la mayor razón por la que puede ser tan útil en el dormitorio.

2. ***Eurycoma longfolia*** (tongkat ali): es uno de los tónicos sexuales más potentes para hombres y mujeres. Se ha estado usando durante miles de años en Malasia para el rejuvenecimiento y el rendimiento sexuales. Esta planta ayuda a mantener la erección tanto tiempo como se necesite para complacer al máximo a una mujer.

3. ***Tribulus terrestris:*** se ha estado empleando en Asia y Bulgaria durante años para tratar los problemas de la libido y la infertilidad. Su uso regular tiene el poderoso efecto de aumentar el nivel de testosterona, con lo que aumenta el deseo sexual, la dureza de las erecciones y la resistencia sexual. En un estudio los niveles de testosterona subieron un 41 por ciento. La testosterona, además de reducir el nivel de estrés en los hombres, genera el deseo sexual en hombres y mujeres.

4. **Maca:** además de ser un superalimento que estimula la producción hormonal, también es muy popular por sus propiedades de subir la libido. Los peruanos han estado consumiendo durante si-

glos este tubérculo para aumentar la fertilidad y el rendimiento sexual en ambos sexos. Ayuda a aumentar la energía sexual en los hombres, y el deseo y la receptividad sexual en las mujeres.

5. **Corteza de yohimbe:** es uno de los productos más famosos para aumentar la actividad sexual en hombres y mujeres. Pero hay que tener mucho cuidado de no ingerir más de la cuenta. En este caso «más» no equivale a mejor. Los hipertensos o los que tienen palpitaciones no deben consumirla. Es un potente vasodilatador que aumenta el flujo sanguíneo en los órganos genitales, y en los estudios humanos realizados en el Instituto Nacional de la Salud se ha demostrado que es eficaz para tratar la impotencia masculina.

6. *Avena sativa* (avena): conocida por aumentar el apetito sexual femenino, también retrasa la necesidad de eyacular en los hombres. Aunque no estimula el deseo masculino, les ayuda a durar más.

7. *Muira puama* (madera de la potencia): es popular en Sudamérica por aumentar la potencia sexual. Se ha estado utilizando como terapia para la fatiga y la impotencia.

8. **Palma enana americana** (*Serenoa repens*): favorece una saludable función sexual en hombres y mujeres. Rejuvenece los órganos reproductores femeninos. Además es muy conocida por ayudar a reducir el aumento de tamaño de la próstata.

9. **Ashwaganda:** es una planta de India conocida por aumentar la energía sexual al estimular la dopamina y la serotonina en el cerebro. También es un potente adaptógeno que combate el estrés.

Otras plantas para mujeres:

10. **Kacip fatima:** esta planta procedente de Malasia mejora el rendimiento sexual y se la conoce sobre todo por aumentar el placer en las mujeres. Al incrementar el flujo sanguíneo en el clítoris y la lubricación natural en la vagina, aumenta el placer de la estimulación sexual. Las mujeres embarazadas no deben usar esta planta porque se ha empleado durante siglos para inducir el parto. La oxitocina, además de inducir el parto en las mujeres, también ac-

tiva sus respuestas sexuales. Es posible que esta planta aumente la respuesta sexual femenina al incrementar el nivel de oxitocina.

11. **Regaliz:** produce una actividad estrogénica que incrementa la capacidad de una mujer de utilizar la oxitocina para aumentar su respuesta sexual y llegar más fácilmente al orgasmo.

12. **Damiana:** es un afrodisíaco de México conocido por estimular el deseo sexual sobre todo en las mujeres. Se ha estado usando también para tratar el asma, la ansiedad, la depresión, el dolor de cabeza y los trastornos menstruales. Todos estos trastornos impiden la excitación sexual femenina. Al ayudar al cuerpo a afrontar estos síntomas, la mujer puede disfrutar más del sexo.

Bombones funcionales para el placer

La siguiente lista contiene una breve descripción de los beneficios de cada uno de los aminoácidos añadidos:

1. **Teanina.** Ayuda a calmar el cerebro sin sedarlo. Lo hace al activar los niveles de GABA que nos calman, y aumentar al mismo tiempo los niveles de dopamina que nos estimulan.

2. **GABA** (ácido gamma-aminobutírico). Tiene un efecto calmante sobre el cerebro que se parece mucho a los beneficios de la teanina de los que ya he hablado. Nos ayuda a bajar el ritmo para que disfrutemos más de cada momento.

3. **Glicina.** Se ha añadido a los preparados porque se la conoce por aumentar los efectos del GABA y por ayudar al cuerpo a mantener un saludable nivel de azúcar en la sangre. Cuando estamos estresados, el cuerpo consume sus reservas de glicina muy deprisa. Tomar glicina nos ayuda a que el cerebro disponga de un aporte regular de energía.

4. **Taurina.** Es un aminoácido que ahora se está utilizando en muchas bebidas energéticas cafeinadas. Se usa porque tiene la propiedad de ayudar al cerebro a mantener el nivel de dopamina. La dopamina es una de las principales hormonas románticas.

5. **5-HTP.** Es un aminoácido extraído de las semillas de graffonia que se convierte en serotonina. La serotonina es la sustancia química cerebral del bienestar que nos permite olvidarnos de nuestras preocupaciones y valorar lo que tenemos.

6. **Guaraná.** Ayuda a estimular el nivel de dopamina. La dopamina es la hormona del placer que nos motiva y excita. Combinado con el chocolate, estos ingredientes naturales se convierten en una potente poción para el amor romántico entre un marciano y una venusiana.

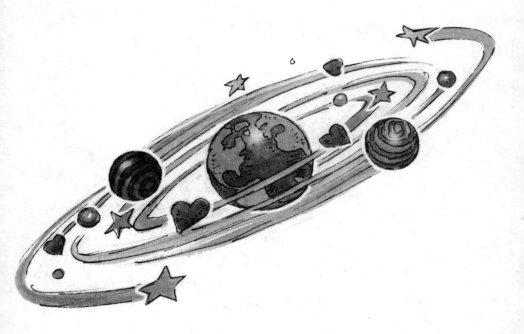

BalancedPlanets.com